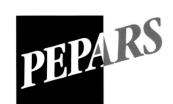

【ペパーズ】
編集企画にあたって…

JN095290

　私が形成外科医になり，ずっと感じていたことは，形成外科全般を網羅するマニュアルがないということでした．熱傷や顔面骨骨折，褥瘡などそれぞれの領域については素晴らしいマニュアルが多数あり，また PEPARS でも過去にいくつかの特集があります．しかし長年，形成外科医を続けていてやはり感じたのはそのような形成外科全般にわたるマニュアルは出版されていないということでした．

　そこで企画しました．この特集号はそのタイトルの意味する通り，「こんなマニュアルが欲しかった」です．形成外科に興味を持っている研修医，レジデント，専門医，経験ある形成外科医などが，調べたい分類や取り扱い基準など，必要な知識を思い出して調べるときにちょっと開くポケットマニュアルのように使える PEPARS を考えました．執筆をお願いした先生方はそれぞれの領域で著名な先生方で，この特集の目的をご了解いただいて快く引き受けていただきました．その内容は執筆者の先生にお任せして，重要で優先すべき事項を中心に書いて頂くようにお願いしています．その場合，表やシェーマの羅列となる場合が予想されますが，簡単な説明を加えていただければよいという具合にしました．その結果，出来上がった特集はとても力作ばかりで，当初 1 冊にまとめる予定でしたが，次の号にまたがってしまう結果となりました．今回の前半のマニュアル[1]は顔面骨骨折や熱傷，褥瘡など総論的な内容が中心となって発刊しています．次号の後半のマニュアル[2]は各論的な内容が中心ですが，過去の PEPARS の特集で人気の高かった眼瞼下垂やレーザー治療，ボツリヌストキシン，高周波治療など美容医療の内容も加えております．

　我々は日々，レジデントの先生に日常診療や手術に臨む前に PEPARS 以外にも解剖学書などの基本知識やその中にある論文を必ず読むように指導しておりますが，このマニュアルがさらにそこに加わって外来診療，入院や手術治療にみんなが持ち歩くマニュアルになれば喜ばしいと考えています．このようなマニュアルの企画は初めてのものであり，もっと他の内容を追加してほしいとか，こういう点を改善してほしいと言った意見が必ず出ると思いますので，そのような貴重なご意見を出版社の方へお寄せいただければ幸いと考えます．

2022 年 9 月

上田晃一

KEY WORDS INDEX

和 文

━ あ 行 ━
陰圧維持管理装置　63
陰圧閉鎖療法　63

━ か 行 ━
ガイドライン　49
外用剤　34
下顎骨骨折　1
眼窩骨折　1
感染症　72
頬骨骨折　1
局所陰圧処置材料　63
ケロイド　56
抗菌薬　72
広範囲熱傷　27

━ さ 行 ━
重症下肢虚血　49
重症度分類　49
手術部位感染症　72
術後ステロイド局注療法　56
術後電子線照射療法　56
手部外傷　17
症例検討　17
褥瘡　41
植皮術　27
診断　17
切開縫合創　63
洗浄付加　63
創傷衛生　41
創傷治療　34
創傷被覆材　34
創面環境調整　41
損傷評価　17

━ た 行 ━
DESIGN ツール　41
手の外科　72
デブリードマン　27
頭蓋顔面外科　72

━ な 行 ━
熱傷　27

━ は 行 ━
バイオフィルム　34
肥厚性瘢痕　56
鼻骨骨折　1
皮弁再建　41
腹部開放管理　63
保存的療法　34

━ ま・や行 ━
見逃さない　17
輸液療法　27

━ ら 行 ━
リスクアセスメント　41
リハビリテーション　27

━ わ 行 ━
WIfI 分類　49

欧 文

━ A・B ━
antibacterial agent　72
biofilm　34
burn　27

━ C・D ━
case study　17
chronic limb threatening ischemia；CLTI　49
craniofacial surgery　72
critical limb ischemia；CLI　49
damage assessment　17
debridement　27
DESIGN tool　41
diagnosis　17
do not miss　17

━ F・G ━
flap coverage　41

guideline　49

━ H・I ━
hand injury　17
hand surgery　72
hypertrophic scar　56
infection　72
infusion therapy　27

━ J・K ━
JSW Scar Scale　56
keloid　56

━ L・M ━
limb severity　49
major burn　27
mandibular fracture　1

━ N・O ━
nasal bone fracture　1
negative pressure wound therapy；NPWT　63
NPWT with instillation or irrigation　63
ointment　34
open abdomen management　63
orbital fracture　1

━ P・R ━
post-operative electron beam irradiation　56
postoperative triamcinolone injection　56
pressure ulcer　41
rehabilitation　27
risk assessment　41

━ S・T ━
skin grafting　27
surgical site infection　72
surgical wound　63
system for NPWT　63
topical filler for NPWT　63
topical therapy　34

━ W・Z ━
WIfI classification　49
wound bed preparation　41
wound dressing　34
wound hygiene　41
wound management　34
zygomatic fracture　1

WRITERS FILE

ライターズファイル（五十音順）

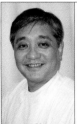

赤松　順
（あかまつ　じゅん）

1984年	大阪医科大学卒業 同大学形成外科入局
1986年	蒼生病院外科・形成外科
1988年	大阪医科大学形成外科 倉敷中央病院形成外科
1990年	同，副医長
1994年	大阪医科大学形成外科，助手
1998年	倉敷中央病院形成外科，医長
2000年	近森病院形成外科，医員・医学博士
2001年	同，科長
2002年	同，部長

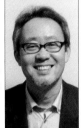

久徳　茂雄
（きゅうとく　しげお）

1986年	大阪医科大学卒業
1987年	関西医科大学形成外科
1988年	同大学救命救急センター
1989年	近畿大学形成外科
1990年	Chang-Gung 記念病院頭蓋顔面センター留学
1991年	Pennsylvania 大学病院頭蓋顔面外科留学
1993年	関西医科大学脳神経外科
1998年	市立岸和田市民病院形成再建外科，部長（～2012年）
2006年	関西医科大学形成外科，准教授
2010年	大阪医科大学形成外科，臨床教育教授
2013年	市立奈良病院再建形成外科，部長，同副院長（2018年〜）
2022年	NPO法人 Craniofacial Center，理事長

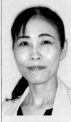

辻　依子
（つじ　よりこ）

1998年	神戸大学卒業 同大学医学部附属病院
1999年	大阪府立母子保健総合医療センター形成外科
2000年	神戸大学医学部附属病院形成外科，医員
2001年	北野病院形成外科
2002年	神戸大学医学部附属病院形成外科，医員
2006年	新須磨病院形成外科
2021年	神戸大学大学院医学研究科形成外科学分野足病医学部門，特命教授

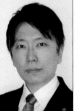

安倍　吉郎
（あべ　よしろう）

2000年	徳島大学卒業
2000年	同大学医学部附属病院形成外科
2002年	財団法人竹田綜合病院整形外科
2004年	名古屋掖済会病院整形外科
2005年	徳島大学医学部附属病院形成外科
2007年	山口大学病院形成外科，診療助教
2008年	山口大学皮膚科，助教
2010年	徳島大学病院形成外科，診療助教
2014年	同大学形成外科，助教
2015年	同大学形成外科，講師
2016年	同大学形成外科，准教授

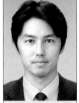

小曽根　英
（おぞね　えい）

2009年	千葉大学卒業
2011年	同大学整形外科入局
2016年	千葉市立青葉病院整形外科
2017年	千葉大学病院整形外科
2020年	東京都立墨東病院高度救命救急センター
2022年	仙台医療センター形成外科手外科東北ハンドサージャリーセンター

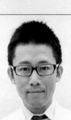

西村　礼司
（にしむら　れいじ）

2006年	筑波大学卒業
2008年	東京慈恵会医科大学形成外科学講座入局
2015〜16年	埼玉手外科研究所，フェロー
2017年	Cleveland clinic, traveling fellow
2019年	東京慈恵会医科大学形成外科学講座，講師

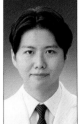

荒木祐太郎
（あらき　ゆうたろう）

2017年	東京医科大学卒業 東京医科大学病院，初期研修医
2019年	同，修了 東京医科大学八王子医療センター形成外科
2020年	東京医科大学病院形成外科
2021年	立正佼成会附属佼成病院形成外科
2022年	東京医科大学病院形成外科

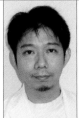

清水　史明
（しみず　ふみあき）

1999年	熊本大学卒業 大分医科大学付属病院皮膚科形成外科診療斑入局 健和会大手町病院形成外科，医員
2000年	兵庫県立こども病院形成外科，医員
2002年	大分医科大学附属病院皮膚科形成外科診療斑，助手
2005年	台湾 長庚記念病院形成外科留学
2006年	大分大学医学部附属病院形成外科助教
2012年	同，講師
2013年	同，臨床准教授 同，診療科長
2017年	同，診療教授

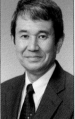

安田　浩
（やすだ　ひろし）

1984年	産業医科大学卒業 同大学皮膚科，研修医
1985年	金沢医科大学病院形成外科，研修医
1988年	同大学形成外科学教室，助手
1991年	産業医科大学皮膚科学教室，助手
1998年	同，講師
2003年	同大学病院形成外科，助教授
2005年	同大学病院形成外科，助教授・科長
2007年	同，准教授
2014年	同，診療教授
2022年	新田原聖母病院，院長

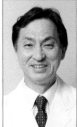

上田　晃一
（うえだ　こういち）

1984年	大阪医科大学卒業 同大学形成外科入局
1989年	埼玉医科大学総合医療センター形成外科，助手
1995年	大阪医科大学形成外科，講師
1999〜2000年	英国オックスフォード大学留学
2000年	大阪医科大学形成外科，助教授
2004年	同，教授
2012年	同大学，臨床研修室長

CONTENTS

こんなマニュアルが欲しかった！
形成外科基本マニュアル[1]

編集／大阪医科薬科大学教授　上田晃一

顔面骨骨折―3大骨折治療の提要― ……………………………………久徳茂雄ほか　**1**

形成外科医が日常の臨床において一般に遭遇する顔面骨骨折の中で，最も頻度の高い，鼻骨骨折，頬骨・眼窩骨折，下顎骨折の診断と一般的な治療法の原則とその実際について，実際の症例を提示して述べる．

手指の外傷の損傷評価マニュアル―軽いケガでも常に評価の徹底を― ………小曽根　英ほか　**17**

手指の外傷において，皮膚，神経，血管，筋・腱，骨・靭帯，爪，汚染，受傷形態，これらをどんなケガを診る時も徹底して評価することにより，診断能力が向上していく．

熱　傷 ………………………………………………………………荒木祐太郎ほか　**27**

熱傷は迅速かつ正確な重症度の診断をもとに，計画的な治療戦略を立てる必要がある．また，早期からの継続的なリハビリテーションが患者の社会復帰率向上につながる．

創傷の保存的治療法と最近の治療材料 ………………………………………安田　浩　**34**

創傷の保存的治療を主に外用剤と創傷被覆材に関して述べた．創傷からの滲出液の量で治療材料を選択することが1つの方法である．また最近発売された治療材料についても述べる．

褥瘡治療の基本マニュアル ……………………………………………安倍吉郎ほか　**41**

褥瘡治療に必要なリスクアセスメントやDESIGNツールを使用した重症度評価，TIME理論に基づく保存的治療，さらに皮弁再建についての必須基本事項と最近の動向を取り上げた．

◆編集顧問／栗原邦弘　百束比古　光嶋　勲
◆編集主幹／上田晃一　大慈弥裕之　小川　令

【ぺパーズ】
PEPARS No.190/2022.10◆目次

重症下肢虚血（CLTI）……………………………………辻　依子ほか　**49**
　虚血肢の重症度判定には，創傷（wound），虚血（ischemia），感染（foot infection）
　の3つの情報を加味したWIfI分類が有用である．

ケロイド・肥厚性瘢痕………………………………………清水史明　**56**
　JSW Scar Scaleを用いて傷跡を評価し，その結果に基づいて，外科的治療，副腎
　皮質ホルモン剤局所投与，電子線照射療法などを軸に治療戦略を立てる．

陰圧閉鎖療法………………………………………………赤松　順ほか　**63**
　NPWTは，装置・処置材料の進歩，簡便性，治療効果により適応範囲が拡大して
　いる．診療報酬上は適応の抑制，厳密化で複雑なものとなっている．現時点での
　基本的事項や注意点を要約する．

抗生剤・抗菌薬……………………………………………西村礼司ほか　**72**
　感染症対策はどのような手術においても重要である．本稿では，形成外科に関連
　の深い顔面と四肢領域を中心に感染の予防と治療に関して概説した．

ライターズファイル……………………………前付 **3**
Key words index………………………………前付 **2**
PEPARS　バックナンバー一覧…………………**81**
PEPARS　次号予告………………………………**82**

「PEPARS®」とは Perspective Essential Plastic Aesthetic Reconstructive Surgery の頭文字より構成される造語.

ここからマスター！

好評

手外科研修レクチャーブック

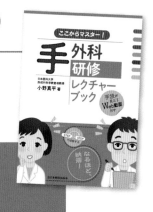

日本医科大学形成外科学教室准教授
小野真平 著

2022年4月発行
B5判　360頁　オールカラー
26本のweb動画付き
定価9,900円(本体9,000円+税)

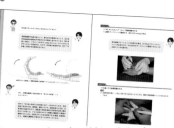

手外科のキホンを、会話形式のレクチャーで楽しく学ぶ!
手技の実際はSTEP by STEPと26本の動画で丁寧にわかりやすく解説しました!

目次

総論
A. 押さえておくべき手指の解剖
B. 診察
臨床写真の撮り方
FDS test、FDP test
C. 治療の一般原則
【手術の準備・器材】
指ターニケット
鉛手
【麻酔・デザイン】
指ブロック
腋窩ブロック
局所麻酔の極量とボスミンの濃度
手指手術の切開法
手のファンクショナル・エステティック ユニット
【術後・リハビリ】
術後の患肢挙上
手の浮腫を解消する6 pack hand exercise

各論
A. 外傷
【覚えておきたいERで遭遇する手指の外傷処置】
爪下血腫
爪下異物
爪周囲炎・爪周囲膿瘍
爪甲脱臼に対するSchiller法
釣り針の抜去法
瘭疽・指腹部膿瘍
犬や猫による動物咬傷
破傷風
蜂窩織炎
肘の皮膚剥脱創
肘内障に対する徒手整復
【マスターしておきたい手指の基本手術】
a. 皮膚
指の小範囲の皮膚欠損に対するwet dressing
指の皮膚欠損に対する植皮術
指交叉皮弁
母指球皮弁
神経血管茎V-Y前進皮弁
逆行性指動脈島状皮弁 原法
逆行性指動脈島状皮弁 変法
橈骨動脈穿通枝皮弁
背側中手動脈穿通枝皮弁
b. 腱・骨・神経
腱断裂(Zone II)に対する屈筋腱縫合
指の末節骨骨折に対する経皮ピンニング
指の副子(アルミ副子)
神経断裂に対する神経縫合

B. 異常瘢痕・瘢痕拘縮
指の瘢痕拘縮─Z plasty─
第1指間の瘢痕拘縮─5-flap Z plasty─
指の瘢痕拘縮に対する digitolateral flap
C. 炎症・変性疾患
化膿性腱鞘炎
ばね指に対する腱鞘切開術
ばね指に対するステロイド注射
D. 腫瘍・腫瘍類似病変
指の粘液嚢腫(ミューカスシスト)
グロームス腫瘍(爪床上)
グロームス腫瘍(爪床下)
指の外傷性表皮嚢腫(粉瘤)
手関節ガングリオン
腱鞘ガングリオン
腱滑膜巨細胞腫
内軟骨腫　　　　　　　　　　ほか

詳しい内容はこちらまで

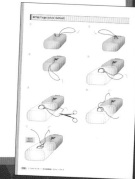

全日本病院出版会

〒113-0033 東京都文京区本郷 3-16-4　Tel:03-5689-5989
http://www.zenniti.com　　　　　　　　Fax:03-5689-8030

PEPARS　No.190：1-15，2022

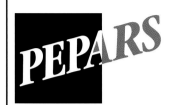

◆特集／こんなマニュアルが欲しかった！形成外科基本マニュアル[1]

顔面骨骨折
—3大骨折治療の提要—

久徳茂雄[*1]　　上田晃一[*2]

Key Words：鼻骨骨折（nasal bone fracture），頬骨骨折（zygomatic fracture），眼窩骨折（orbital fracture），下顎骨骨折（mandibular fracture）

Abstract　　形成外科医が日常の臨床において一般に遭遇する顔面骨骨折の中で，最も頻度の高い，鼻骨骨折，頬骨・眼窩骨折，下顎骨骨折の診断と一般的な治療法の原則とその実際について，代表的な症例を提示して述べる．3大骨折の多くは，受傷機転を知って，臨床症状を詳細に見れば，ほぼ診断がつくので，必要最小限度の画像診断をオーダーして確認する．鼻骨骨折と外眼筋絞扼のある眼窩骨折は，後戻りや機能的後遺症を残さないために受傷後可及的早期に整復術を行うべきで，頬骨骨折は，顔面骨の梁構造（頬骨上顎 buttress）の強固な再構築が重要，下顎骨骨折は，正しい（外傷前の）咬合関係と咀嚼機能の回復が第一義である．不十分な整復は，二期的に，より厄介な治療を要するので，至適時期に確実な治療を行いたい．

はじめに

　顔面骨骨折は形成外科医にとって，日常一般的に遭遇し対応すべき疾患対象である．近年における画像診断の革新，低侵襲手技を基本としたアプローチ法や新しい手術機器の開発など飛躍的進歩が見られる一方で，関連学会などで整備されている標準化治療のためのガイドラインで問われる診断法，手術適応と外科治療（アプローチ法や固定材料など）は，ほとんどが推奨グレード C1 にとどまっている[1]．つまり一般的な治療原則に従いつ

つも，治療者それぞれの手にバリエーションが委ねられているとも言える．顔面外傷といえども，先天異常症の治療のように「1つの治療法の良否は長いフォローアップの末に決められるべきものである（田嶋）」ので，新しい方法・機器の選択にこだわりすぎず，1つ1つの症例を確実に整復したい[2]．本稿では最も頻度の高い，鼻骨骨折，頬骨・眼窩骨折，下顎骨骨折の3つに絞って，診断と基本的治療計画，手術法の原則・注意すべき点，周術期において重要と思う事項，とその実際について，代表例を提示して述べる．

鼻骨骨折

　鼻骨・上顎前頭突起，鼻中隔および深部の篩骨を含めた骨折で，全顔面骨骨折中最も頻度が高く，殴打やスポーツ外傷による直達外力によるものが多い．その社会性・活動性から男性に多く見られ，受傷年齢も比較的若年層である[2]．受傷機転（強度

[*1] Shigeo KYUTOKU，〒630-8305　奈良市東紀寺町 1-50-1　市立奈良病院再建外科，部長
[*2] Koichi UEDA，〒569-8686　高槻市大学町 2 番 7 号　大阪医科薬科大学形成外科，教授

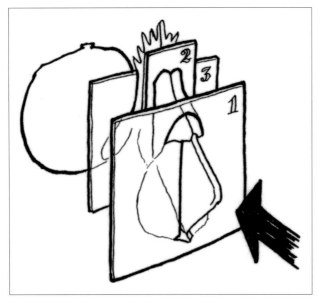

図 1.
鼻骨骨折の分類(Stranc, 1979)

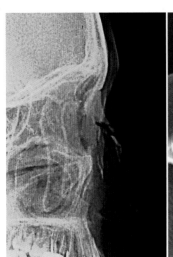

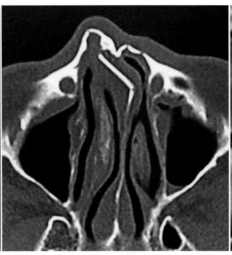

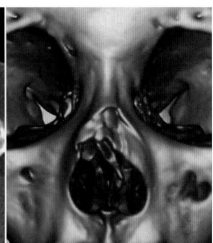

a．単純 X 線写真，側面　　　　　b．CT，水平断面　　　　　c．3DCT
図 2．鼻骨骨折の診断画像

や方向)により変形は左右され，治療対象となる
ような著明な様態は鞍鼻型，斜鼻型と大別され，
歴史的には前方からの深さによって分類した
Stranc 分類(1979)が知られる[4](図 1)．臨床症状
は，鼻出血，上述の変形，鼻閉などである[2][3]．

　診断は，整復を要するような骨折では視診でも
十分であるが，鼻骨側面，鼻骨軸位の 2 枚を撮れ
ば，鼻骨・中隔の骨折線と変位の全体像が見え，
整復の参考となる．最近ではすぐに CT 撮影がで
きる施設もあり，患者説明にも有用である[1][~3][5]

(図 2)．

　新鮮受傷受診例では一般に外来で徒手整復を行
うが，後療法も重要で，再整復を行わないで済む
ように留意したい．ボスミン添加 4% キシロカイ
ンを浸潤したタンポンガーゼを 2, 3 本長鼻鏡を用
いて左右中鼻甲介上部・鼻背中隔粘膜に数分間，
充填すると，粘膜の腫れがとれ，鼻腔内が見やす
くなる[2][3]．整復は Walsham 鉗子や Asche 鉗子を
用いる(図 3)が，鉗子先端を右手で中隔粘膜と中
鼻甲介の間を上鼻道方向へ無理なく進め，左手で

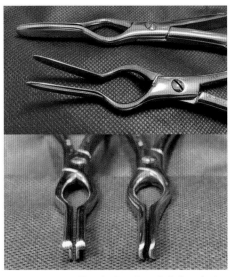

図 3. Asche 鉗子（上）と豊田式整復子（下）

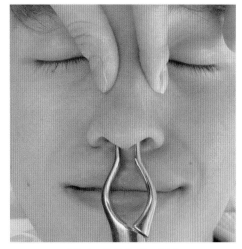

図 4. 鼻骨整復の様子
右手で鉗子を鼻腔に挿入，左手で鼻根部を把持，鉗子尖を確認しつつ整復する（術者が左利きの場合は逆）.

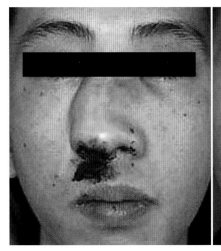

a | b

a. 受診時 　　　　　　　　　　　　b. 整復後 1 週間

図 5. 症例 1：18 歳，男性. 喧嘩による受傷

鼻骨背部を把持し，その先端を感じつつ，転位を戻すように力を加えて整復する（図 4）. 鞍鼻変形なら，鼻中隔骨折の合併も多いので，中隔を挟みながら正中化し，上顎前歯部に握り手を固定して鉗子先端を持ち上げるように授動する. 斜鼻変形なら，転位と反対方向に，いずれも，骨折部の重なりを矯正するように，いったん過矯正気味に整復して解剖学的位置に戻す. 患者には一気に授動するタイミングを伝えて授動を行うと心構えができる. 患者自身も「こきっ」という整復音がして，

一気に恐怖心が解消する（図 5）. 不安が強く痛みが取れにくい場合は，外鼻皮膚から局所麻酔を追加するのも効果がある. 受傷からの時間経過が長いほど，後戻りも起こりやすいので，授動で，確実に骨折部が緩むのを確認する[2)3)].

　鼻根が陥没し鼻尖が上を向く，鼻骨全体が反時計回転を呈するような深部に至るもの，すなわち篩骨も関与する例では，鼻腔粘膜の損傷から授動時に多量出血を起こすこともあり，全身麻酔下の整復が望ましい（図 6）. キーセルバッハ部位（鼻中

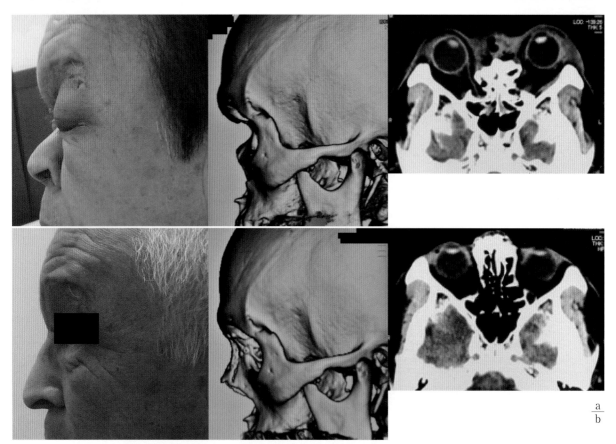

図 6. 症例 2：72 歳，男性．高所落下による鼻篩骨骨折．全身麻酔下に整復
a：初診時，b：術後 2 か月

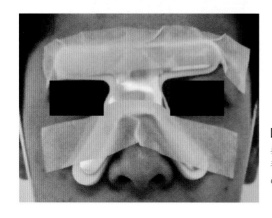

図 7.
鼻骨骨折整復後の創外固定
手指固定用のアルミシーネの応用例（整復後
の試合出場希望例）

隔入口部から 1.5 cm）からの出血はいったん止
まっても反復性に起こるので経過観察が肝要であ
る[6]．

　整復後の固定は鼻腔内への軟膏ガーゼの充填を
行うが，下鼻道にエアウェイ付きメロセルタンポ
ンを挿入しておくと呼吸が楽である．外固定は
サーモスプリントを採型して用いるなどするが過

圧迫にならないように気を付ける．入院は一般に
不要であるが，若年者等ではタンポンなどの自己
抜去等にも注意する．またコンタクトスポーツ選
手の再骨折も時に出会い，新鮮例でも授動に力を
要することがある．術後の安静が保てない場合は
積極的にフェイスガードの装用も勧めるべきであ
る（図 7）．

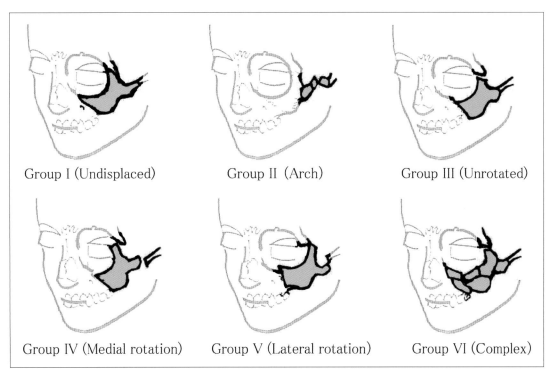

図 8. 頬骨骨折の分類

（Knight & North, 1961）

受傷後 3 か月以上経過したものを，陳旧性として扱う[2]．全身麻酔下に，鼻内アプローチで鼻骨の外内側骨切りを行うが，まず外側骨切りは，梨状孔縁外側下部から鼻骨上顎角部を左右の内眥靭帯を結ぶ線あたりまで骨膜を剥離後，両刃の小骨ノミ（3，4 mm）を用いて梨状孔外側より上方へ向かって上方へ鋸断していくと鼻骨が浮き上がってくるのが確認できる．内側骨切りは IC 切開（inter-cartilaginous incision）から鼻骨と外側鼻翼軟骨の直上を剥離し，中隔軟骨との間（あるいは骨折部）を切離後，小型片刃ノミを鼻骨の裏側を鼻根部へ向かうように，左手でノミ先を確認しながら槌で少しずつ叩いて骨切りを進める．Nasion 付近に至ったノミ先を抜かずに抉ると，中隔の可動性が得られる．外内側骨切りにより全ての骨折線の再離断ができると，外鼻の正常化は手指で行える[2]．こうして整復した後に，鼻中隔なかほどでの「く」の字変形が残るような場合は，豊田式整復子などを用いて矯正する[3]（図 3）．

鼻骨自体の粉砕などにより，鼻中隔の正中化が

行い得た後になお鼻背部の凸凹を残す場合は，contouring surgery（突出部の骨削，陥凹部へのonlay graft など）が有用である．

頬骨骨折

頬骨骨折は全顔面骨骨折の中で鼻骨骨折に次いで頻度の高いもので，その 4/5 は，テトラポッドの形をした頬骨体部が，直達外力により周辺骨と縫合部で離解し，変位を生じるもの（en-bloc 骨折）で，1/5 は頬骨体部の粉砕骨折である[2][7]．

受傷機転は，転倒・落下，スポーツ，殴打など直接顔面に衝撃を受けるもので，あらゆる年齢の男女に見られるが，その頻度は原因によって異なる．最もよく見られる骨折線は，前頭頬骨縫合部，眼窩下縁から頬骨下稜にかけて，と頬骨弓基部の 3 か所（外力からの力学的弱点部）に見られ，頬骨骨折の分類として一般的に知られる Knight & North 分類（1961）（図 8）でもこの 3 か所が基本形となっている[8]．

典型例での診断は，受傷時の問診，受傷部位の

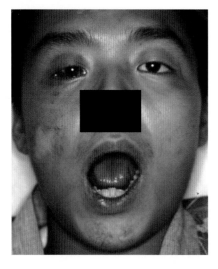

図 9.
頬骨骨折の臨床症状
頬骨隆起の平坦，外眼角の下降，開口時の
下顎の患側変位など

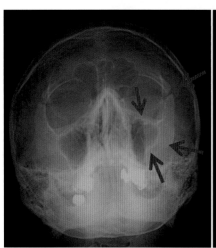

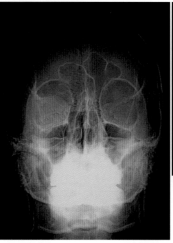

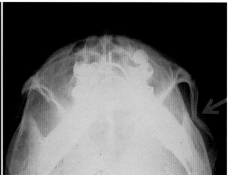

c．頬骨弓軸位撮影

a．Waters 法　　　　　　　　　　b．Fueger I 法
図 10．頬骨骨折の診断画像

腫脹，頬骨隆起部の陥凹(頬の非対称)，眼球運動障害，結膜下出血，外眼角の下降，開口障害(開口時の下顎の患側変位)，片側鼻出血，眼窩下神経の知覚異常などの臨床症状から容易で，眼窩下縁の触診では骨折線，骨の段差を触れることができる(図9)．しばしば偽性咬合異常と呼ばれる，患側臼歯が浮いているという訴えを聞くが，後上歯槽神経の症状であり，眼窩下神経孔より深部での損傷を疑う．またこめかみから側頭部へ知覚鈍麻が見られる場合は頬骨顔面枝の症状で，これらは上顎神経損傷の深さを推定させる[2)7)]．画像診断として，Waters 撮影，Fueger I 法，頬骨弓軸位などが有用で，上述の骨折線が確認できる[2)5)7)](図10)．

頬骨骨折の観血的整復術の適応は，体部転位の大きいもの，眼球陥凹や複視を生じているもの，開口障害の強いもの，眼窩下神経症状の強いもの(骨折部がしばしば眼窩下神経孔を通っており，神経絞扼が疑われるもの)などとするが，中等度の骨転位があるもの，症状が(経時的に消失するような)極めて軽い症例もあり，手術の要否は相対的判断になる[2)7)]．

観血的整復術は，最近ではより侵襲の少ない(顔面皮切を行わない，経皮的刺入ピンによる牽引整復や口腔内からの授動等)方法なども報告されているが，本稿では，一般的に行われている方法を述べる．多くの術者は，2 か所，あるいは 3

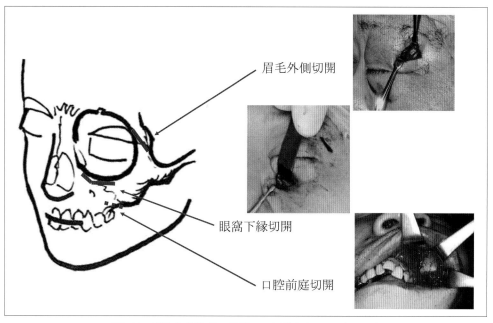

眉毛外側切開

眼窩下縁切開

口腔前庭切開

図 11. 頬骨体部骨折の整復，3 か所からのアプローチ

か所からのアプローチで，上述の骨折線を順に露出して整復していく[2]（図 11）．顔面骨中央の 3 つの梁構造（鼻骨上顎（内側）buttress，頬骨上顎（外側）buttress，翼突上顎（後方）buttres）の再建がポイントとなる[9][10]（図 12）．我々が行っている整復の順番はまず，眉毛外側切開（1.5 cm ほど）から前頭頬骨縫合部の骨折線を骨膜下に露出させ（骨折部に入り込んだ肉芽線維性組織を除去しておく），頬骨前頭突起の外側面に沿って Tessier の骨膜剥離子を頬骨弓基部裏面にまで挿入したまま，眼窩下縁を瞼頬溝（あまり瞼縁から遠すぎない位置で）あたりで緩いカーブを描くように骨の段差を触れる位置が中央になるように切開する（術者により睫毛下切開なども選択される）[7]．内側の切開線をやや内背部へ向かわせると線状瘢痕がより目立たなくなる．皮膚眼輪筋を階段状に剥離（眼窩隔膜を破らないように），眼窩下縁に至り，縁より 2，3 mm くらいのところの骨膜をメスで切開，骨膜を左右上下に挙上していく．皮膚切開は 2 cm ほどでも皮下の剥離を広く行うことで，眼窩下部 2/3 を見通すことができる．眼窩底は深部へ至る骨折線，骨膜や外眼筋の絞扼，眼窩縁は，骨の段差と第 3 骨片などを確認，上顎前壁は眼窩下神経孔と骨折線の関係を確認する．ここでも線維性組織

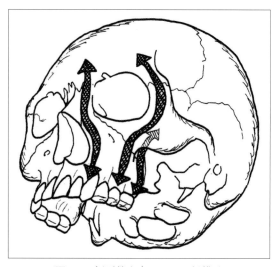

図 12. 顔面骨中央の 3 つの梁構造
鼻骨上顎（内側）buttress，頬骨上顎（外側）buttress，翼突上顎（後方）buttres

や肉芽などを除去すると，骨折線の状態が明瞭化する．剥離時にしばしば出血するが，ボスミンガーゼを圧抵して別の操作を進める．いわゆる体部骨折（Ⅲ，Ⅳ，Ⅴ型）であれば，この 2 か所の骨折線が明らかになった時点で，眼窩外側に刺入してあった起子を眼窩下縁の骨折部転位を確認しながら，逆方向に授動すると，眼窩縁の稜線がまっすぐにつながることが確認できる[2][7]．術者の 1 人が起子をこの状態で把持したまま，別の術者がプレート

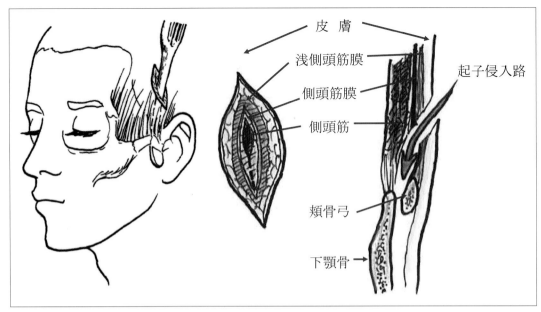

図 13. Gillies 法による頬骨弓の挙上
浅側頭筋膜の下に側頭筋膜があり，これを切開して直下に起子を進める．

固定を行う．この部の使用プレートは 2 mm の 4
〜6 孔のものを使うことが多いが，第 3 骨片の介在
や骨折部の状態で選択する．そのあと，眉毛外側
に戻ってやはり整復位をチェックしたのちにロー
プロファイル（薄い）プレート，あるいはワイヤー
で固定する．チタン製，吸収性は術者の嗜好によ
る．ただし，3 つの骨折線のもう 1 つ，頬骨下稜
部も上述 2 か所の整復が行い得た時点で解剖学的
位置に戻されていることがほとんどであり，これ
を整復前後の口腔内の触診で前頭眼窩縫合固定の
前に確認しておくべきことは言うまでもない（図
11）．したがって口腔内切開によりこの部をあえて
固定することは不要である．付け加えるなら，頬
骨体部が授動によりカチッと縫合に嵌れば，プレー
ト固定は，眼窩下縁 1 か所，あるいは無固定でも
構わない[7]．つまり，周辺骨との接触関係の整復
が，頬骨体部骨折の治療の主たる点で頬骨体内の
骨折線の再建はあまりキーとならないことも多い．
体部粉砕骨折（Ⅵ型）など外側の翼突上顎 buttress
が壊れているものは，この部の固定を要する[2)7)8)10)]．
術後は整復部を圧迫しないように注意し，ヘッ
ドアップしてクーリングしておくと，ある程度の
腫れは軽減できる．術後 1，2 週間の間，黒い血痰

が出ることを説明しておくとよい．

頬骨弓単独骨折

Knight & North 分類でⅡ型に分けられている
頬骨弓骨折も直達外力により，しばしば単独で発
症し，弓上の 3 か所の骨折線が画像上 M 型に陥凹
して見えるのが特徴的で（図 8，10），開口時に下
顎骨筋突起部がこの陥凹に接触するため，開口障
害として現れる．
頬骨弓単独骨折に対しては，局所麻酔下に，
Gillies approach と言われる側頭部の小切開より
U 字起子などで挙上整復する（図 13）．側頭有毛部
を斜めに 2 cm ほど切開，浅側頭筋膜を露出，浅
側頭動脈前頭枝頭頂部枝分岐部を確認し，損傷し
ないようにさらにその下の白い深側頭筋膜をメス
で切開すると赤味を帯びた側頭筋が露出するの
で，この筋膜の直下（真裏側）に Tessier の骨膜剥
離子などを挿入，下方に進めると，容易に頬骨弓
下に到達するのがわかる．側頭筋体内を無理に進
めると血管損傷をするので筋膜と筋体の間を滑ら
せるように行うことがコツである．このアプロー
チは顔面に傷を作らない方法であるが，切開線か
ら弓部までがやや遠く，眉毛外側を 1.5 cm ほど

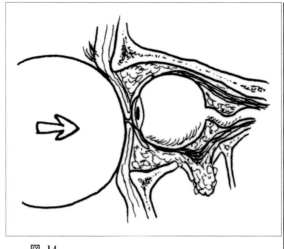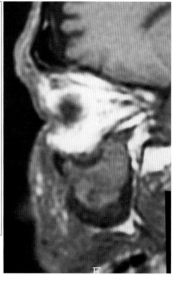

図 14.
眼窩吹き抜け骨折のメカニズム 眼窩内圧上昇説
(Smith, 1957)

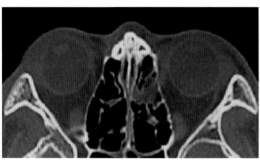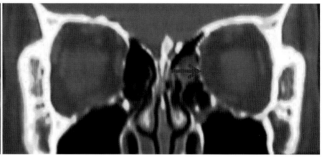

a | b 　　　　　　　　図 15. 眼窩壁骨折の CT 画像(水平断と冠状断)
内側壁骨折における内側直筋の entrapment(missing rectus 現象→)を示す.

切って眼窩外側骨膜上に起子を進める Dingman
法(前述の頬骨体部骨折の一切開部でもある)を用
いる術者もいる[8].

眼窩(吹き抜け)骨折

眼窩骨折は 7 つの骨より構成される四角錐骨の
骨折であり,眼球のコンテナとして機能的問題と
なる下壁・内側壁(眼窩内圧の急激な上昇による)
吹き抜け骨折が原因で起こる眼球運動障害が治療
上問題となる[12](図 14). 一般に,若い男性のス
ポーツ外傷によるものが多い. 主な症状として,
眼球陥凹(眼瞼下垂),結膜下出血,複視などが見
られ,嘔気や強い眼痛を訴える場合もしばしばで
ある[13][14].

診断は臨床症状に加えて,Waters 法,Fueger
Ⅰ法などの単純 X 線写真と,CT の各断面撮影が
わかりやすい(図 10, 15). 内側壁骨折なら,水平

断・冠状断で,下壁骨折なら冠状断・矢状断で,
眼窩内容の篩骨洞,上顎洞への脱出や,外眼筋の
絞扼を確認する(図 14). 眼窩内側壁すなわち紙状
板部を突き破って篩骨蜂巣に entrap した内側直
筋は眼窩内には写らず(左右を比較すると明ら
か),missing rectus 現象と呼ばれる[5][13][15](図 15).
また Hess chart も初診時診断のみならず,治療経
過の評価にも有用であり,局所の炎症・浮腫がと
れ,徐々に眼球運動が改善していくと,患側眼球
の運動範囲の拡大とともに健側の over action の
減少が見られる[16][17](図 16).

外眼筋の entrapment による障害が明らかなも
の(初診時に強い眼痛,迷走神経反射により嘔気
を訴える),改善しない複視を手術適応とす
る[2][13][14][18]. もう 1 つの治療指標となる眼球陥凹は
吹き抜けによる眼窩容積拡大に比し,一般に陥凹
が 2 mm 以上のものに適応があるとされる[2]. ま

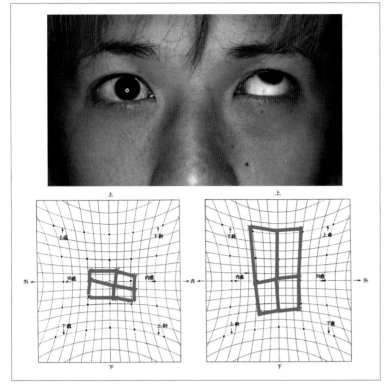

図 16.
左眼窩下壁吹き抜け骨折による
上転障害
Hess chart 所見
患側の可動域制限と健側の over
action がみられる.

たその程度は進行する場合もあるが，ほとんどが
2週間程で落ち着く．筆者は2～3 mm を手術適応
とするが，眼球陥凹による眼瞼下垂は2 mm でま
だはっきり表れず，3 mm で顕著となってくる理
由による[2)14)]．そして，下壁骨折における眼球陥凹
は，内側壁に比して，骨欠損量に必ずしも比例せ
ず，下壁骨折の場合，眼窩内脂肪のコンパートメ
ントの移動の影響が少ないためと考えられる．ま
た，Hess chart で外眼筋の運動制限を評価する
が，上方視での複視は，下壁骨折の殆どで見られ
るが，内側壁骨折でも外方視異常とともに見られ
ることが多い．つまり，内側壁骨折の外科治療は
より適応が多いものと思われる[14)17)]．

　ところで，眼球陥凹の数値的評価はヘルテル眼
球突出計を用いる術者が多いが，左右の頬骨前頭
突起が基準点であるため，体部骨折合併例などで
は，CT 水平断を参考にする．

　外科治療は，一般に眼窩下縁または内眼角部切
開により，骨折部に至り，副鼻腔に嵌頓した外眼
筋などの組織を骨折部から丁寧に眼窩に戻す．こ
の時，強引な操作は，新たな骨折を招来するので
愛護的に行う[13)14)18)19)]．特に内側壁は紙状板と呼

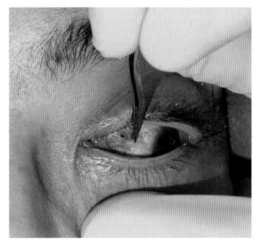

図 17. Traction test
鈎ピンで結膜を摘んで眼球運動制限を調べる.

ばれ，蜂巣とともに陥没しているので，下壁の整
復のように単純には行えないこともあり，絞扼組
織がなくなった時点で骨欠損として扱う．内壁，
下壁，あるいは2者に連続する骨欠損には，腸骨
などの自家骨を移植しているが，欠損が1.5 cm
角程度までなら，上顎洞前壁からの採取も同一術
野で簡便で有用である．創縫合の前には traction
テストで眼球運動の改善を確認しておく[14)19)]（図

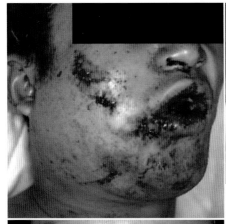
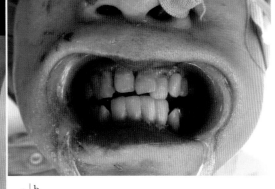
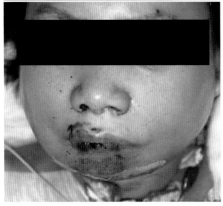

図 18.
下顎骨骨折の症状
　a：右隅角部骨折による腫脹と開咬
　b：体部骨折における咬合異常・歯列の段差
　c：下顎体，関節突起部骨折による鳥貌

17）．帰室後は，ヘッドアップして眼部のクーリング，翌日から，眼球運動のリハビリテーションをしてもらう[14)17)]．

下顎骨骨折

顔面骨の中で唯一の運動骨であり，左右対の関節を有し，上顎と歯列を介しての咬合関係を持つ最も機能性のある構造体である．交通事故，転倒・落下，スポーツ外傷，喧嘩など様々な原因で起こり，骨折部位は，歯槽骨，体部，隅角部，関節突起部などで，線状骨折，あるいは多発・粉砕骨折の様式をとる．下顎運動に関与する咀嚼筋などの関与が，骨折線の転位を引き起こす．下顎骨折の症状は，咬合異常，歯列弓の不整・ずれ，開口障害など顎運動の障害，顔全体は鳥貌やオトガイ部の側方変位などが顔面下 1/3 に見られ，歯牙欠損や知覚異常，流涎などに加え，正常な咀嚼が得られず，開口が続くことから，徐々に口臭が強くなる[2)20)]（図 18）．

最も頻度が高いのは関節突起部骨折（4 割程度）であり，多くは頤部を強打する介達外力によるもので，力学的に筋肉の付着のない関節突起上位頚部で折れる[2)20)]．骨折により関節突起は外側翼突筋の牽引で内側へ倒れ，下顎枝は，3 つの咀嚼筋の緊張により上方へ移動，咬合が合わなくなり，前歯部で開咬をきたす．関節窩が外耳道に接しているため耳出血が見られることも多い．しばしば体部骨折を合併し，両側骨折の場合も少なくない．その他，体部骨折は傍正中部に多く，隅角骨折と同様，直達外力による．後者はしばしば，第三大臼歯（知歯）の埋伏位に骨折線をみる．因みに単独の筋突起骨折は稀で，治療対象にならない[2)]．

診断は，受傷状況の問診と骨折部に一致する腫脹，圧痛，と上述の症状から難しくはない．撮影すべき画像としては，下顎骨正面と斜位，パノラマ撮影，特に関節突起部骨折を疑う場合は Towne 撮影がわかりやすい（図 19）．多発骨折では 3DCT が撮れれば，治療計画が立てやすくな

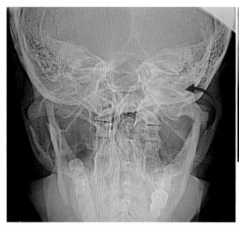
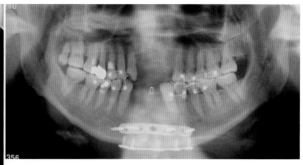

a|b

図 19.
下顎骨骨折の診断画像
Towne 撮影による左関節突起骨折（骨頭が内側へ転移）（a），
パノラマ撮影による体部骨折のコンプレッションプレート
整復とリンガルボタンによる顎間固定（b）の状態を示す．

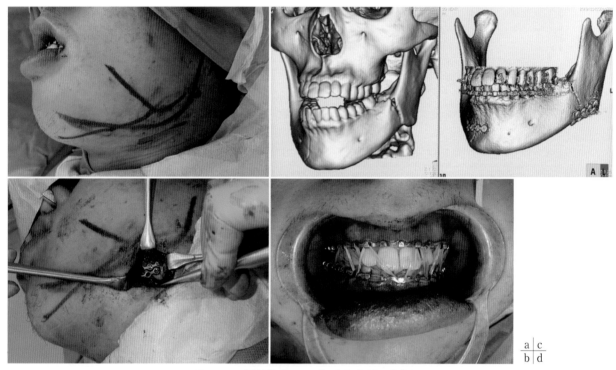

a|c
b|d

図 20．下顎骨体部および隅角部骨折の整復例
a，b：体部は口腔前庭から，隅角へは下顎下縁から 2 cm 下方で切開，アプローチ
c，d：固定前後の 3DCT 像（c）とエリックのアーチバーを用いた顎間固定（d）

る[5]．

外科治療は咬合異常をきたし正常な咀嚼運動が
行えない状態のもの（開放骨折や，2 か所以上の骨
折，骨転位や離解の大きいもの，異物の混入のあ
るものなど）に対し行われ，頤部・体部などには原
則的に口腔内アプローチ，隅角部や関節突起部へ
は下顎下縁切開（あるいは外傷創から）を用いるこ
とが多い[2)20)]．後者では顔面神経下顎縁枝損傷を

避けるべく，下顎縁から 2 cm 下方で切開する．
隅角前方では下顎縁に沿って神経の走行が確認で
きるので，剥離操作はその下から行う（図 20）．体
部や隅角部は骨折整復の後，bi-cortical に強固な
プレート固定を行う．つまり，下顎は咀嚼運動の
力学的負荷が大きく，他の顔面骨の異なり，授動
にかなりの力を要し，顎運動による骨折線への解
離力に対してコンプレッションプレートなどを用

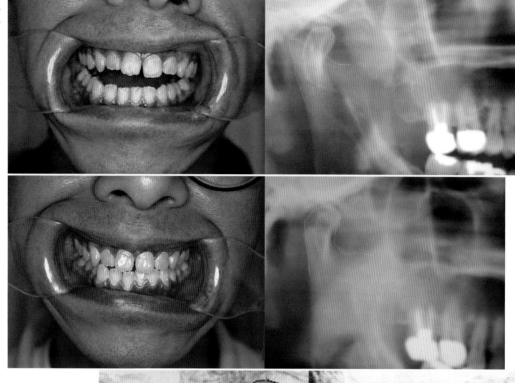

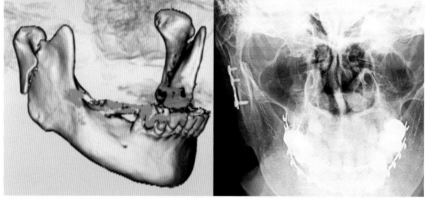

図 21.
下顎骨関節突起部骨折の治療例
　a，b：顎間固定による保存的
　　　治療経過
　　　a：初診時の臨床とパノラマ
　　　　所見
　　　b：8か月後の臨床とパノラ
　　　　マ所見
　c：頚部骨折のプレート固定

いることが推奨される[21]（図19）．整復固定に際し
て，骨折線の解剖学的合致は大切であるが，まず，
外傷前の咬合関係を予測し（必ずしも Angle Class
Ⅰとは限らない），しっかりとした顎間固定後に
最終的なプレート固定を行うべきである．プレー
トの設置箇所，スクリュー刺入部の注意点として
下歯槽神経管，歯根（犬歯歯根が最も深い）を損傷
しないように行う．さらに，高齢者や無歯顎患者
では，骨萎縮が高度で，ミニプレート固定が困難
な場合もあり（無理に行うと骨破損を起こす），再
建プレートの選択も考慮する．
　関節突起部骨折は，顎間固定により概ね保存的
治療が有効であるが，頚部（低位）骨折では脱臼し

た近位骨片が下顎枝の外側に転位することが多
く，プレート固定を行いたい[2][20]．この際，隅角部
を骨把持鉗子やワイヤーなどで整復位に牽引しな
がらの操作となる）（図21）．隅角部より髄内に鋼
線刺入する方法も知られるが，トラブルも多く推
奨しない．
　顎間固定は，上記のように多くの場合に必要と
なるが，受傷後速やかに上下歯列にアーチバー
（筆者は Eric arch bar を用いることが多い）を装
着し，輪ゴムで術前から骨折部の牽引を始め，術
中のみワイヤー固定下に観血的整復固定を行う
（図20）．術後は輪ゴムに戻し，2，3日おきにこれ
を交換して2週間で一旦外し，咬合，顎運動を確

認して終了の可否を決める[20]．下顎のアーチバー
は副子としてさらに2週間は置いている．アーチ
バーを歯牙に固定するワイヤーは縄状に締結し小
さく丸めてフックとフックの間に歯肉を痛めない
ように収めておく．輪ゴムの劣化と同じく，適時，
ワイヤーも緩みのないことをチェックしていく．
最近，歯牙へのワイヤー締結が不要，スクリュー
でアーチバーを固定できるシステムも開発されて
いる[22]．

齲歯の多い者(高齢者や稀歯顎など)にはIMF
スクリューなどを選択し，複数の歯牙にワイヤー
を締結するアーチバーの使用は避けるべきであ
る[20][22]．もちろん無(稀)歯顎例には，固定自体不
要で，早期に顎運動の再開を促している．前歯部
開咬，開口障害の強い例にはバルーン型開口練習
器などで他動的リハビリテーションを行っていく．

最後に

誌面字数の制限から，形成外科医が普段遭遇し
やすい，3大顔面骨骨折についてのみ，一般的な
診断とその治療の実際について述べた．本稿で省
いた，高エネルギー外傷で見られる，上顎Le
Fort型多発骨折などでも，梁構造の再建や正常咬
合関係の回復など，既述のポイントとその目的・
対応は同じである[10][20][23]．

そして，8，9歳くらいまで小児の骨折(成人と
異なり約半数が下顎骨骨折)は極めて稀であるが，
外眼筋嵌頓のある眼窩骨折や変位の大きい骨折以
外，概ね保存的に改善が期待できる．不用意な骨
膜下操作は，骨成長に影響することを考慮，自然
応形機能が勝るものである[24]，ことを付記してお
く．

参考文献

1) 顔面外傷診療ガイドライン，日本形成外科学会
編，形成外科診療ガイドライン5頭蓋顎顔面疾
患(主に後天性)．金原出版，2021．
2) 田嶋定夫：顔面骨骨折の治療(改訂2版)．克誠堂
出版，2000．
3) 重村友香ほか：【顔面骨骨折の治療戦略】鼻骨骨
折・鼻篩骨骨折．PEPARS．112：22-29, 2016．
4) Stranc, M. F., Robertson, G. A.：A classification of
injuries of the nasal skeleton. Ann Plast Surg.
2：468-474, 1979.
5) 久徳茂雄ほか：【顔面骨骨折の治療戦略】顔面骨骨
折の症状と画像診断．PEPARS．112：4-13, 2016．
6) 堤　昌己：鼻骨骨折と鼻出血．救急医学．13：
815-819，1989．
7) 久徳茂雄：頬骨骨折．頭部顔面外傷学—救急医療
からのメッセージ—．川上勝弘，久徳茂雄編．
pp216-221，メディカ出版，1999．
8) Knight, J. S., North, J. F.：The classification of
malar fractures：an analysis of displacement as
a guide to treatment. Br J Plast Surg. 13：325-
339, 1961
9) Sicher, H., Dee Brul, A. L.：Oral Anatomy. 5th ed.
pp78, CV Mosby, St. Louis, 1970.
10) Luce, E. A.：Developing concepts and treatment
of complexmaxillary fractures. Clin Plast Surg.
19：125-131, 1992.
11) Ishida, K.：Evolution of the surgical approach to
the orbitozygomatic fracture：from a subciliary
to a transconjunctival to a novel extended trans-
conjunctival approach without skin incisions. J
Plast Reconstr Aesthet Surg. 69：497-505, 2016.
12) Smith, B., Regan, Jr. W. F.：Blowout fractures of
the orbit：mechanism and correction of internal
orbital fractures. Am J Opthal. 44：733-739,
1957.
13) 嘉鳥信忠：【顔面骨骨折の治療戦略】眼窩ブローア
ウト骨折のABC．PEPARS．112：30-43, 2016．
14) 久徳茂雄ほか：眼窩壁骨折の診断と治療の実際．
頭顔外会誌．35：101-108，2019．
15) Anda, S., et al.：The missing rectus：a CT obser-
vation from blow-out fracture of the orbital
floor. J Comput Assist Tomogr. 11：895-897,
1987.
16) 石川　弘：複像・Hess赤緑試験．眼科．36：961-
967，1994．
17) 渡辺克益：眼窩骨折にみられる視力・視機能障害
と治療の選択，顔面骨骨折の治療の実際(第1
版)．平野明喜編．120-123，文光堂，2010．
18) Harstein, M. E., Roper-Hall, G.：Update on orbital
floor fractures：indications and timing for repair.
Facial Plast Surg. 16：95-106, 2000.
19) 久徳茂雄：顔面外傷のblowout fractureと視神経

管骨折の治療. 傷みと臨床. **5**：130-136, 2005.
20）今井啓道：【顔面骨骨折の治療戦略】下顎骨骨折. PEPARS. **112**：63-72, 2016.
21）Champy, M., Lodde, J. P.：Study of stresses in the fractured mandible in man. Theoretical measurement and verification by extensometric gauges in situ. Rev Stomatol Chir Maxillofac. **78**：545-551, 1977.
22）西脇　仁ほか：ハイブリッド MMF システムにおけるスクリュー刺入部位の安全性と刺入順序. 形

成外科. **63**：114-120, 2020.
23）Manson, P. N., et al.：Structural pillars of the facial skeleton：an approach to the management of Le Fort fractures. Plast Reconstr Surg. **66**：54-60, 1980.
24）Zimmermann, C. E., et al.：Pediatric facial fractures：recent advances I prevention, diagnosis and management. Int J Oral Maxillofac Surg. **35**：2-13, 2006.

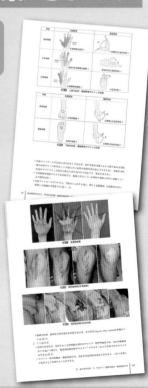

PEPARS No.190：17-26, 2022

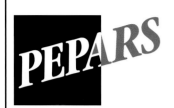

◆特集／こんなマニュアルが欲しかった！形成外科基本マニュアル[1]

手指の外傷の損傷評価マニュアル
―軽いケガでも常に評価の徹底を―

小曽根　英[*1]　鳥谷部荘八[*2]

Key Words：損傷評価（damage assessment），手部外傷（hand injury），診断（diagnosis），見逃さない（do not miss），症例検討（case study）

Abstract　手指の外傷は部位が小さく，一見すると軽症に見えてしまうこともある．しかし，手指には四肢外傷において評価しなくてはならないすべての構成要素が凝縮されており，確実な診断能力が求められる．皮膚，神経，血管，筋・腱，骨・靱帯，爪，汚染，受傷形態，これらをどんなケガを診る時も徹底して評価することにより，診断能力が向上していく．

はじめに

　手指は常に露出し，常に使用する部位であり，必然的にケガの頻度が高くなる．今回のマニュアルは治療の第一歩である『評価方法』に限定して記載する．正確な評価は適切な治療に欠かせず，軽いケガでもしっかり評価することで，より重症な外傷でも診られるようになっていく．

　昨今，重度四肢外傷の治療において，各部位ごとの評価を徹底し，評価表をつけることが重要とされている[1]．これを軽症例にも当てはめて評価能力の向上を目指していく．

患者に接して

1．外傷の初期対応

　初期対応として，バイタルサイン，全身の損傷部位の評価，既往歴・薬剤歴・アレルギーの聴取などを行うことは必要であるが，今回はその詳細は割愛する．

2．治療の流れ：“まずは評価”

　どのような損傷であったとしても，評価をせずに治療に当たることはない．部位別の損傷評価を，軽いケガに対しても行うことが正しい治療計画につながっていく．

3．治療の姿勢：“焦る必要はない”

　血管損傷やコンパートメント症候群などを見逃さない，と言われると焦ってしまうが，1つずつ丁寧に評価してからでも十分に間に合う．患者の状況は，秒単位で変わるのではなく，時間単位で変わるものである．評価に10分かかったとしても大勢に影響はない[2]．

*1 Ei OZONE, 〒983-8520　仙台市宮城野区宮城野2丁目11番12号　仙台医療センター形成外科・手外科，東北ハンドサージャリーセンター
*2 Sohachi TORIYABE, 同，医長

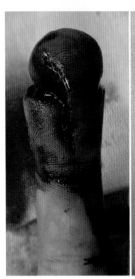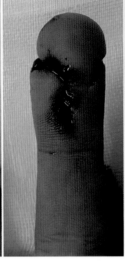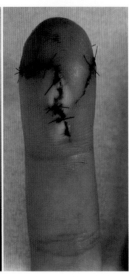

a｜b｜c

図 1.
皮膚の評価
　a：血液付着時
　b：血液を除去してから評価．血
　　流はよい．
　c：縫合後 3 日

評価：“評価すべきは 8 つ”

　それでは本題の評価方法を記す．突き指やちょっとした切創などの軽いと思われるものでも，『① 皮膚，② 神経，③ 血管，④ 筋・腱，⑤ 骨・靱帯』をそれぞれ評価する．また，今回は“手指”の外傷であるので，『⑥ 爪』も評価項目に入れる．そしてルーチンとして，『⑦ 汚染，⑧ 受傷形態』も加えて，8 つの項目を必ず評価することとする．

　それでは，項目ごとにコツを交えて解説していく．

① 皮　膚

評価項目

損傷の部位，深さ，創の向き，欠損範囲など

方　法

　解剖を考慮して，血流の有無や損傷程度を考えながら，よく観察する．必ず血液や汚れを取ってから評価をし，時には麻酔が必要なこともある（図 1）．欠損しているように見えても，合わせてみると欠損していないことも多い．

② 神　経

評価項目

知覚低下の有無

方　法

　手指の神経は機能上，背側よりも掌側の方が重要である．浅い部位にあるため深さ 5 mm の創でも損傷する可能性はある．創の遠位の橈尺側を“軽く”触れて，その部分の知覚だけを診察する．この際に，指の基部も動くような強い力で触れて

はいけない．Semmes-Weinstein monofilament test（S-W test）もあるが，専用の道具も必要であり，救急の現場では必須ではないと考える．

③ 血　管

評価項目

虚血，うっ血の有無

方　法

　血管も神経と同様，浅い部位に存在する．他の指と比較し，少しでも白ければ動脈損傷による虚血の可能性がある（図 2）．転位の大きな骨折や脱臼を伴う場合には，ある程度の整復をしてから評価をする．血管がねじれているだけのこともあるからである[3]．

　評価のテストとしては下記の 2 つがある．

Ⓐ CRT（capillary refill time）テスト：爪甲と指腹部を押し，指を離して赤みが戻るまでの時間を見る．実際には秒数を計るよりも，損傷していない指と比較し，少しでも遅ければ血管損傷を考慮する[4]．

Ⓑ Pin prick テスト：血管・神経を損傷しないよう，27 G 針などの細い針を用いる．深くは刺さない．出血しなかったり，出血するまでの時間が遅かったりすれば，虚血である．紫がかった血液であればうっ血である[4]．

④ 筋・腱

評価項目

浅指屈筋，深指屈筋，central band，lateral band-terminal tendon

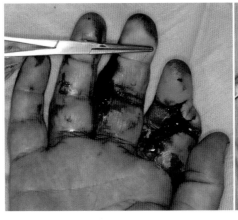
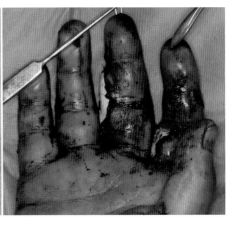

図 2.
血流評価
　a：示指・中指が虚血．
　　血管の損傷部位から
　　先が他の指に比べて
　　白い．
　b：血管再建後，色は他
　　の指と同様となる．

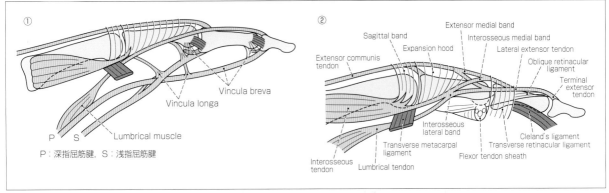

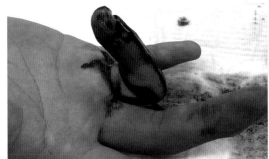
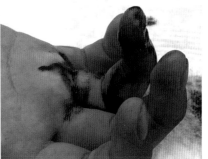

図 3. 腱の解剖・診察
　a：① 屈筋腱の解剖，② 伸筋腱の解剖（文献 6 より改変引用）
　b：浅指屈筋（FDS）の診察．FDP は伸ばしておく．
　c：深指屈筋（FDP）の診察．前腕における腱成分が示指〜小指でつながっているため他の指も屈曲する．

方　法

　1 つずつ腱を動かして評価をする．

・深指屈筋：DIP 関節を曲げる．

・浅指屈筋：PIP 関節のみを曲げる．

　浅指屈筋の評価は次のように行う．特に尺側指の深指屈筋腱が前腕では分離していないことを利用し，他の指を伸ばしておき，収縮しないようにしておいて，評価したい指の PIP のみを曲げて浅指屈筋のみを収縮させる（図 3）[5]．

　伸筋腱は複雑であり，末節骨に付着する lateral band〜terminal tendon と中節骨につく central band が薄い靭帯で横の連結をしている．

　特に皮下断裂などでは，それらの靭帯だけ残っていて，受傷時には可動域制限はないが，時間とともに腱・靭帯のバランスが崩れて伸展制限が出てくることもある[6]．

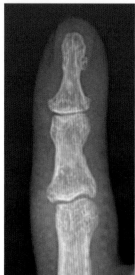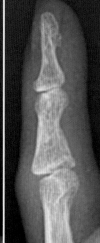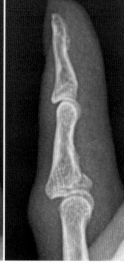

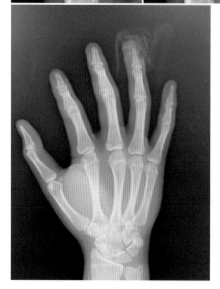

図 4.
X 線像
  a：正面像
  b：斜位像. 関節面に骨折はありそうだが, 詳細は不明
  c：各関節の側面像を撮ることで骨折が明らかになる.
  d：よくある手全体の斜位像. 環指末節骨に骨折があるのはわかるが, 関節内に細かい骨折があっても評価できない.

⑤ 骨・靭帯

評価項目

骨折・側副靭帯損傷の有無

方法

損傷部位の周辺から診察していく. 強く押すと骨折が圧迫部位から外れていても痛むために, 軽く押すのがコツである. 指節骨であれば, 遠位部, 骨幹部, 近位部, 橈側, 尺側, 背側, 掌側と押し分けて, X線撮影の前に骨折部位を予測しておく.

X 線は関節ごとの正面・側面像を撮影する. よくある手全体の正面・斜位の 2 方向では評価ができないことが多い（図 4）. それでも評価ができない場合は CT を撮影する.

側副靭帯の評価が必要な場合には, 麻酔をしてから評価する.

⑥ 爪

評価項目

爪甲, 爪床, 爪母

方法

爪甲に目が行きがちであるが, 大切なのは爪母と爪床である. 爪母の損傷が重度であれば爪甲は生えてこないし, 爪床の損傷は爪甲の変形をもた

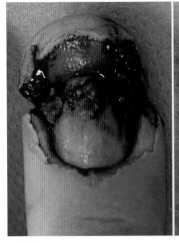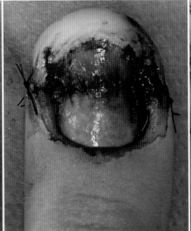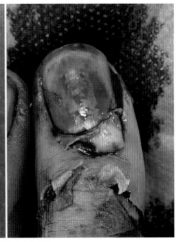

a | b | c

図 5. 爪床・爪甲の評価を行う.

a：爪床損傷
b：6-0 PDS で縫合
c：爪甲の脱臼. 血液などが付着したままだと見逃されやすい.

らす. 必要な時には爪甲を外して観察する(図5).

　爪床が接している末節骨が骨折している場合，爪床損傷がある可能性がある. また，骨折が整復できない場合は，骨折部に爪床が入り込んでしまっている可能性を考える[7].

⑦ 汚　染

評価項目

何で汚染されたか

方　法

　丁寧な問診が重要である. 農場，海洋，ごみ，油，動物・ヒト咬傷に注意する. 一言で農場と言っても，畑，水田，家畜，肉の加工工場での受傷なども考慮しなくてはならない. 同様に，船，海の岩，海産物加工工場，肉や魚を切っていた包丁，ゴミ処理場，ゴミ収集車など，あらゆるものを想定する.

　注意しなければならないのが，汚染と言っても見た目には"キレイ"なことも多いということである. 『異物の有無』だけで，汚染を評価するのではなく，何によって汚染されたかを常に意識する. 「あまり汚れていないな」ではなく，「包丁で受傷したが，どうやら魚を切っていたようだ」と考えるべきである.

⑧ 受傷形態

評価項目

　鋭的損傷，鈍的損傷(圧挫)，デグロービング，引き抜きなど

　熱の有無

　"これらの組み合わせ"

方　法

　丁寧な問診・視診を行う. 比較的多いのは，鋭的損傷，圧挫損傷などであるが，その他にもデグロービング，引き抜き，ヒートプレスなどがある.

　鋭的損傷では，切れている部位の周辺の損傷程度は小さいものと考えられるが，鈍的損傷では，皮膚・筋肉・骨など，一見，損傷が小さく見えても後になって壊死してくる可能性を常に意識する必要がある[8].

　また，受傷形態には組み合わせも多く存在するということに注意する. こちらは症例2,3も参考にしていただきたい.

⑨ 評価は繰り返す

　評価を繰り返すことが大切である. 展開しないと評価できないこともよくあるため，処置中でも常に評価を繰り返し，その都度，方針が正しいかどうかを検討する.

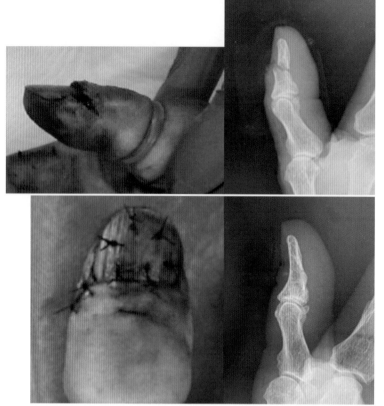

図 6. 症例 1
a：受傷時
b：術後

症 例
～損傷評価の練習～

ここからの症例には治療法も記載してあるが，あくまでも損傷評価の練習だと思って読み進めていただきたい

症例 1：70 歳，男性．母指指尖部にソフトボールが当たって受傷

皮膚：爪甲の橈側に 1 cm ほどの裂創があり

神経：掌側の知覚低下はなし．背側の創の遠位部は知覚低下があり

血管：血流は良好

筋・腱：損傷はなし．IP 関節の伸展も可能

骨・靭帯：末節骨横骨折．転位は軽度である

爪：爪甲の脱臼があり．→爪甲を一度外して観察すると，爪床の断裂があり

汚染：手全体に土が付着している

受傷形態：指先への鈍的損傷により背側にかかった牽引力で裂けた裂創．皮膚の挫滅は強くはない

診 断　末節骨開放骨折，爪甲脱臼，爪床損傷

治 療　指ブロック，指ターニケット下にて創内を観察し，洗浄した．爪甲を外して，爪床を 6-0 PDS で縫合．爪甲をシラー法で整復・固定することで，安定性を得られた．アルフェンス®シーネを追加した．

Point　軽度のものでも常にすべての損傷評価を！

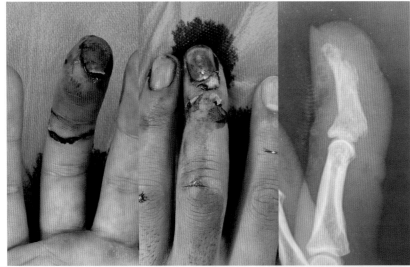

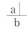

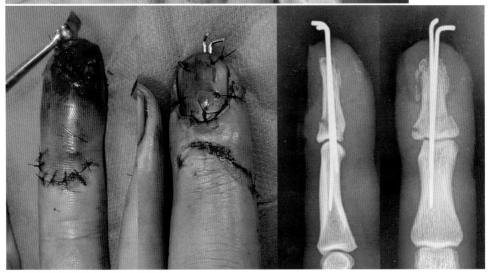

図 7.
症例 2
　a：受傷時
　b：術後

症例 2：30 歳，男性．ビンの蓋を締める機械に中指を巻き込まれた．

皮膚：中節部に裂創がある．指腹部に遠位茎の弁状の創がある．背側には表皮剥離が散在

神経：中節部の創の遠位で橈側のみ知覚低下

血管：やや充血しているが，指尖部の血流は良好

筋・腱：FDS，FDP の動きは良好．DIP，PIP の自動伸展も可能

骨・靭帯：末節骨関節内骨折．伸展変形

爪：爪甲の脱臼があり．転位のある末節骨骨折もあり，爪床の損傷も疑われる

汚染：機械には油などは付着していなかったとのこと

受傷形態：中節部よりも指尖部の方が潰されている．X 線からは遠位が潰されて，過伸展したことにより近位が裂けたことが予想できる．遠位の皮膚壊死に注意しながら経過を追う

診　断　橈側指神経損傷，末節骨開放骨折，爪甲脱臼，爪床損傷

治　療　爪甲を外して，爪床を 6-0 PDS で縫合し，爪甲をシラー法にて整復・固定．骨折部は指尖部よりキルシュナー鋼線を挿入し，固定した．神経の断裂はなかったため，知覚低下に関しては経過観察をすることとした．

Point　同じ指の中でも受傷形態の組み合わせを意識する！

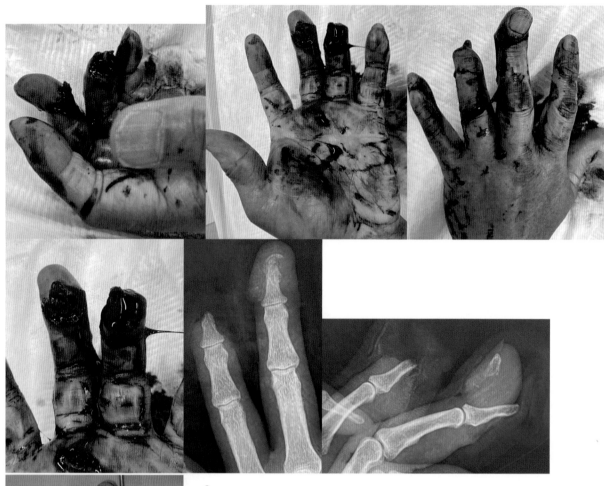

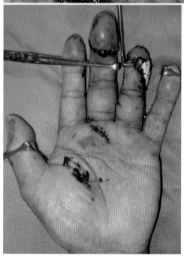

$$\frac{a}{b}\Big|$$

図 8.
症例 3
　a：受傷時
　b：術後

症例3：畑で獣の駆除用の爆竹が手の中で爆発した.

この症例のように複数箇所にわたる損傷も1つ1つ評価していくことにより正しい治療につながっていく.

①中　指
皮膚：末節部で裂けるように損傷. 皮膚がデグロービングしている

神経：橈尺側ともに知覚が低下

血管：指尖部の血流は良好

筋・腱：損傷なし

骨・靭帯：末節骨骨折. Tuft での骨折

爪：爪母の損傷の可能性はあり

汚染：泥の付着はないが，畑や動物が関係している

受傷形態：爆発による損傷. 手全体に熱が加わっている

②環　指
皮膚：指尖部は欠損

神経：欠損部より近位では知覚低下はない

血管：断端部の血流は良好

筋・腱：損傷なし

骨・靭帯：末節骨の遠位部が消失

爪：爪床や爪母が残っている可能性がある

汚染・受傷形態：中指と同様

③その他
手掌にも挫創が散在しており，今後，熱による壊死が現れる可能性がある.

診　断
中指：末節骨開放骨折，爪甲脱臼・爪床損傷の可能性

環指：指尖部が消失した切断指

手全体：熱傷の可能性

治　療
中指：血流に注意しながら整復し，皮膚を縫合

環指：後日，熱による壊死が起こらないことを確認してから，局所皮弁による指尖部の再建を行った.

Point 損傷が強くても，同じ方法でコツコツと評価すればできるようになる！

おわりに

ケガをした患者を目の前にすると，『治療をどうしようか？』と考えがちではあるが，どんなエキスパートであっても，まずは評価を行っている. 的確な評価ができるようになり，それに対する治療法を習得していくことで治療能力が向上していく. どんな外傷も，個々の損傷の組み合わせであると考えるとよい.

参考文献

1) 土田芳彦：骨軟部組織損傷状態の記録方法. 重度四肢外傷の標準的治療. p38-41, 南江堂, 2017.
   Summary　重度四肢外傷における部位ごとの評価方法が記されている.
2) Court-Brown, C., et al.：Rockwood And Green's：Fractures in Adults Vol. 1, Eighth edition. p902, Wolters Kluwer, 2015.
   Summary　コンパートメント症候群におけるコンパートメント圧・持続時間からの筋膜切開の適応が記載してある.
3) Nanchahal, J., et al.：Standards for the management of open fracture of the lower limb. British Association of Plastic, Reconstructive and Aesthetic Surgeons. p52-56, Society of Medicine Press Ltd, London, 2009.
   Summary　開放骨折の初期治療のうち，血管損傷に対するマネージメントが記載されている項である.
4) Wolfe, S., et al.：Green's Operative Hand Surgery Vol. 2, Seventh edition. p1489-1492, Elsevier, 2017.
   Summary　手指の損傷における血流評価がまとめてある. CRT, pin prick ともに記載あり.
5) 上羽康夫：深部解剖学 屈曲・回内筋群, 手 その機能と解剖 第6版. p156-168, 金芳堂, 2017.
   Summary　手の機能解剖に関する書籍であり，1つ1つの筋の特徴も示されている.
6) 津下健哉：PIP 背側における伸筋腱損傷(Zone Ⅲ), 手の外科の実際 改訂第6版. p291-292, 南江堂, 2003.
   Summary　手の手術に関する書籍であり，部位別の伸筋腱損傷の特徴も示されている.

7) 平瀬雄一：爪部外傷の対処および手術による再建．カラーアトラス爪の診療実践ガイド．p76-82，全日本病院出版会，2016.
Summary　爪に関する治療方法について写真を交えてわかりやすく解説している．

8) 土田芳彦：骨軟部組織再建戦略．重度四肢外傷の標準的治療．p58-61，南江堂，2017.
Summary　受傷形態によって軟部組織損傷と骨損傷の範囲が変わることが記載されている．

PEPARS No.190：27-33，2022

◆特集／こんなマニュアルが欲しかった！形成外科基本マニュアル[1]

熱 傷

荒木祐太郎[*1]　松村　一[*2]

Key Words：熱傷(burn)，広範囲熱傷(major burn)，輸液療法(infusion therapy)，デブリードマン(debridement)，植皮術(skin grafting)，リハビリテーション(rehabilitation)

Abstract　熱傷はその重症度に応じた治療が要求されるため，迅速かつ正確な重症度の診断が要求される．患者の年齢，体重，基礎疾患，深達度，熱傷面積，気道損傷や特殊部位熱傷の有無，受傷原因とその社会的背景(小児であれば虐待など)を確認する．特に体表面積30%以上の広範囲熱傷においては，輸液療法を中心とした緻密な全身管理に加えて，適切なタイミングでの外科的治療が必要である．外科的治療には，救命・救肢を目的とした減張切開，感染を回避する目的での早期壊死組織の切除，創閉鎖を目的とした種々の植皮術・皮弁術などが挙げられる．創閉鎖にあたっては，限られた恵皮部を用いて，どの部位をどの時期に手術し，どのように管理するのか，計画的な戦略が求められる．また，急性期から慢性期まで継続したリハビリテーションを行うことが，運動機能改善のみならず，早期社会復帰にも有用である．治療経過に合わせて離床を進めていき，ADL の拡大を図っていく．

はじめに

　熱傷はありふれた皮膚外傷の1つでありながら，重症例では皮膚のみならず全身の臓器に影響を及ぼす複雑な病態を呈し，救命が困難なことも少なくない．本稿では熱傷の外科的治療を中心に，術前の評価方法や，術後管理のポイントについて述べる．

術 前

1．患者搬入前の準備

　熱傷患者の受け入れ要請があった場合，受傷の状況や原因，大まかな熱傷面積や部位，気道損傷疑いの有無などに関して情報を得る．小範囲であれば，流水での冷却をしてからの受診を指示する．広範囲の熱傷が疑われる症例，特に小児では，室温を高めに設定し，洗浄用の生理食塩水を加温するなど，低体温を防ぐ工夫が望ましい．気道損傷が疑われる症例では，気管支鏡や気管挿管の準備を整えておく．

2．熱傷の評価

A．深達度評価

　熱傷はその深達度に応じてⅠ度熱傷(epidermal burn；EB)，浅達性Ⅱ度熱傷(superficial dermal burn；SDB)，深達性Ⅱ度熱傷(deep dermal

*1 Yutaro ARAKI，〒160-0023　東京都新宿区西新宿 6-7-1　東京医科大学病院形成外科
*2 Hajime MATSUMURA，同大学形成外科，教授

表 1. 熱傷深度

熱傷深度	臨床所見	経　過
Ⅰ度熱傷 (epidermal burn；EB)	乾燥・紅斑・浮腫 知覚過敏・有痛性	3〜4日で自然治癒 瘢痕形成(−)
浅達性Ⅱ度熱傷 (superficial dermal burn；SDB)	湿潤・水疱形成 水疱底面紅色 有痛性・pin prick test(＋)	2週間前後で治癒 色素沈着(±)
深達性Ⅱ度熱傷 (deep dermal burn；DDB)	湿潤・水疱形成 水疱底面白濁色 無痛性・pin prick test(−)	3週間前後で治癒 瘢痕形成(＋) 感染によりⅢ度に移行しやすい
Ⅲ度熱傷 (DB)	乾燥・羊皮紙様 水疱形成なし 無痛性・pin prick test(−)	1か月以上自然治癒に要する 瘢痕形成(＋) 多くは植皮を要する

(野﨑幹弘ほか：熱傷. 標準形成外科学(第6版). 秦　維郎ほか編. 201-209, 医学書院, 2009. より引用, 改変)

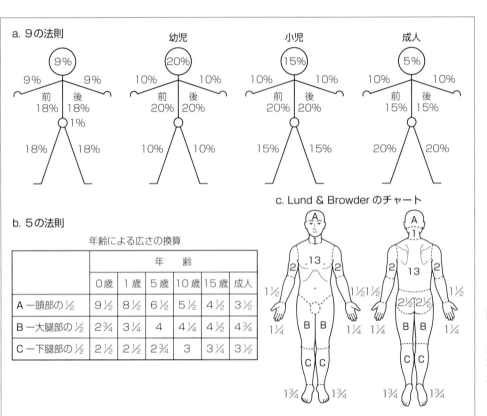

図 1.
(日本熱傷学会用語委員会：熱傷用語集. 日本熱傷学会編. 53, 日本熱傷学会, 1996. より引用, 改変)

burn；DDB), Ⅲ度熱傷(DB)に分類される(表1). 受傷早期ではSDBとDDBの鑑別は困難なことが多いため, レーザードップラー血流測定法やビデオマイクロスコープの併用が有用との報告もある[1].

B. 面積評価(9の法則, Land & Browder, 手掌法, 5の法則)

大まかな面積評価の方法として成人熱傷に対しては9の法則(図1-a), 小児熱傷に対しては5の法則(図1-b)が用いられることが多い. より正確な計測法としてLund & Browder法(図1-c)が挙げられる. 散在性の熱傷に対しては患者の手掌を1%として計算する手掌法が有用である.

C．重症度評価（Artz の基準，ABLS の基準）

　入院適応・入院施設の判断には Artz の基準を参考にする（表2）．American Burn Association；ABA の定めた Advanced Burn Life Support；ABLS コースの紹介基準はこれに加えて，化学損傷，既往歴，小児，高齢者，社会的・精神的ケア，リハビリテーションに関して言及している[2]．

D．熱傷指数（BI・PBI）

　Burn Index；BI は熱傷指数と呼ばれ，BI＝（Ⅲ度熱傷面積）＋1/2×（Ⅱ度熱傷面積）で求められる．本邦ではこれに年齢を加味した Prognostic Burn Index：PBI も頻用される．PBI＝BI＋（患者年齢）が100以上の場合，極めて死亡率が高いとされる[3]．

3．救急処置

A．気管挿管

　気管挿管の基準としては明確なものは存在しないが，ABA のガイドラインでは意識レベルの低下，低酸素血症，気道損傷，熱傷面積が30％以上，処置のために麻酔や鎮静を要する場合などを挙げている．

B．減張切開

　体幹の全周性Ⅲ度熱傷は胸部では換気障害の原因となり，腹部では腹腔内圧の上昇により腹部コンパートメント症候群を引き起こす可能性がある．また，四肢の全周性Ⅲ度熱傷では末梢の血流障害・神経障害を引き起こす．これらに対しては救命・救肢のために可及的早期の減張切開を要する．その際，皮膚切開のラインは四肢の長軸方向におき，かつできるだけ関節の拘縮をきたさないように lateral incision となるように配慮する（図2）．熱傷の場合は，固くなった焼痂を切開するだけで十分なことも多く，筋膜を切開する必要がない場合も多い．

表 2．Artz の基準

1．重症熱傷（総合病院・熱傷専門施設で入院加療）	
・Ⅱ度 30％TBSA 以上	
・Ⅲ度 10％TBSA 以上	
・顔面・手・足のⅢ度熱傷	
・気道熱傷の合併	
・骨折・軟部組織損傷の合併	
・電撃症	
2．中等度熱傷（一般病院での入院加療）	
・Ⅱ度 15〜30％TBSA	
・Ⅲ度 10％TBSA 以下（顔面・手・足を除く）	
3．軽度熱傷（外来で治療可能）	
・Ⅱ度 15％TBSA 以下	
・Ⅲ度 2％TBSA 以下	

（Artz, C. P., et al.：The Treatment of Burns. 2nd ed. 94–98, W. B, Saunders, 1969. より引用，改変）

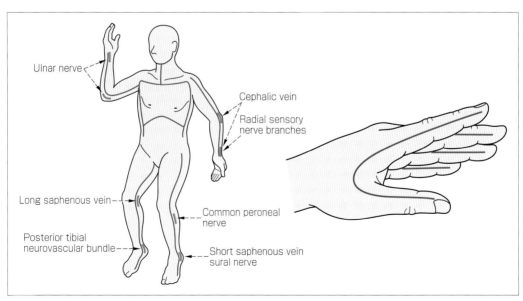

図 2．減張切開における一般的な切開ラインと注意すべき構造物
（Butts, C. C., et al.：Surgical escharotomy and decompressive therapies in burns. J Burn Care Res. **41**（2）：263-269, 2020. より引用，改変）

表 3. 一般的な輸液公式

適 応	公式名	輸液速度
成人	Baxter (Parkland)	乳酸リンゲル液を 4 ml/kg/TBSA%を総量として，最初の半分を 8 時間，残りの半分を 16 時間で投与
	ABLS	熱傷面積計算前の開始速度：500 ml/hr
		熱傷面積計算後：乳酸リンゲル 2 ml/kg/TBSA%（高電圧電撃傷の場合は 4 ml/kg/TBSA%）の半分を最初の 8 時間で，残りの半分を 16 時間で投与
		ただし，時間尿量が 2 時間連続で指標尿量（0.5 ml/kg/hr，高圧電撃傷の場合は 1 ml/kg/hr）より多い/少ない場合は，輸液速度を 1/3 ずつ減らす/増やす．
小児	Galveston Shriner	5,000 ml/m^2 BSA burn（蘇生輸液）+2,000 ml/m^2（維持輸液）の乳酸リンゲル液を投与
		半量を最初の 8 時間，残りを次の 16 時間で投与
		5%アルブミンおよび必要に応じて 5%デキストロースを投与

（文献 1 より引用，改変）

表 4. 一般的な栄養投与法の公式

適 応	公式名	
成人	Harris-Benedict	男性：BEE (kca$l$/day) =66.5+13.75×BW (kg) +5.00×Height (cm) −6.78×Age（歳） 女性：BEE (kca$l$/day) =655.1+9.56×BW (kg) +1.85×Height (cm) −4.68×Age（歳） REE=BEE×IF×AF BEE：basal energy expenditure BW：body weight IF：injury factor (1-2.1 used for burn) AF：active factor (typically 1.2-1.4)
小児	Curreri junior formula	0〜 1 歳 REE=basal energy needs+ (15×%TBSA) 1〜 3 歳 REE=basal energy needs+ (25×%TBSA) 4〜15 歳 REE=basal energy needs+ (40×%TBSA)

（文献 1 より引用，改変）

4．輸液療法

　広範囲熱傷では全身血管透過性が亢進し，血管内から血漿成分が漏出し全身性の浮腫をきたす一方で，血管内は低容量となることから hypovolemic shock の状態となる．これを脱するため，成人で TBSA が 15% 以上，小児で 10% 以上の熱傷患者に対しては初期輸液療法が必要とされる．これまで広く使われてきたものとして成人熱傷における Baxter の公式が挙げられる（表3）．しかしながら 2000 年代より，過剰輸液により肺水腫や腹部コンパートメント症候群をきたす"fluid creep"が指摘され[3]，これを受けて ABLS では，初期輸液速度を定義した上で Baxter の公式の半量とした輸液療法が提示されている（表3）．また，小児においてはグリコーゲン貯蔵能が少ないため，維持輸液の追加が必要となる．実際には公式はあくまでも目安であり，輸液速度の調節は全身状態を見ながら継続的に評価する必要がある．尿量は成人で 0.5 ml/kg/h 以上，小児で 1 ml/kg/h 以上が望ましいとされており有用な指標である．

5．栄養療法

　栄養投与量の決定に際しては欧米では間接熱量計が普及しているが，本邦で導入している施設は少なく，計算式で代用している施設が大半である．広く用いられるものとして成人の Harris-Benedict の式や，小児の Curreri の式などが挙げられる（表4）．投与方法としては，経口摂取が第一選択であるが，経管栄養や，中心静脈カテーテルからの高カロリー輸液を併用することもある．

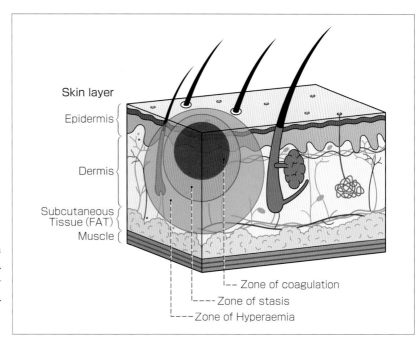

図 3.
Jackson の burn wound model
(Statewide Burn Injury Service：
Summary of Evidence Burn
Patient Management. 4th Ed.
Statewide Burn Injury Service. 4–
5, Agency for Clinical Innovation.
Chatswood, 2016. より引用，改変)

術　中

1．デブリードマン

　熱傷の急性期において局所の感染コントロール
は重要な課題である．血流のない組織は細菌の培
地となり，放出される炎症性メディエーターは敗
血症，多臓器不全を惹起するため致死的となる．
そのため，早期の外科的壊死組織除去と閉創が治
療を有利に進める鍵となる．一般的な手術適応と
してはDB(小範囲のものを除く)や，広範囲の
DDBで救命目的に創閉鎖を要する場合や，保存
的加療では拘縮が予想される場合などが挙げられ
る．

　手術時期に関しては，受傷後48時間以内にデブ
リードマンを行うものを超早期切除，5～7日以内
に行うものを早期切除と呼ぶ．広範囲熱傷や手
背・足背などでは可及的早期，少なくとも5日以
内に行い，2週間以内に90%以上の壊死組織を切
除することが望ましい．

　Jackson により提唱された burn wound model
では，熱傷組織は充血帯(zone of hypermia)，
うっ血帯(zone of stasis)，凝固帯(zone of coagu-
lation)の3つに分類される[4](図3)．うっ血帯は受
傷後3～7日で凝固帯に変化し，受傷後7日以降に

凝固帯は不可逆性の疎血壊死に陥るとされる．
1970年には Janzekovic により tangential excision
が発表された[5]．これは受傷後3～5日にカミソリ
などを用いてまんべんなく点状出血が認められる
まで接線方向に薄くデブリードマンを繰り返す手
技であり，これによりできる限り血流のある組織
を温存しうっ血帯が凝固帯に移行するのを防止す
るものである．近年は本邦においても高速水流を
用いた水圧式ナイフが導入され，より正確なデブ
リードマンが可能となった．Tangential excision
は健常真皮を残すことで整容性を担保できる点が
メリットであるが，出血量が多くなるデメリット
がある．他方，full thickness excision は電気メス
で壊死組織を一塊に切除するため，簡便で出血量
も少ないというメリットがあるが，整容性は大き
く劣る．Tangential excision に際しては，1 cm^{2}あ
たりの約1 ccの出血があるとされる[6]．ターニ
ケットによる駆血は出血量を減少させるが，点状
出血による血流を確認できないため，切除範囲の
決定には経験を要する[7]．このため，1回のデブ
リードマンは体表面積の30%程度までに留め，術
前に出血量を予測して輸血を準備する必要がある．

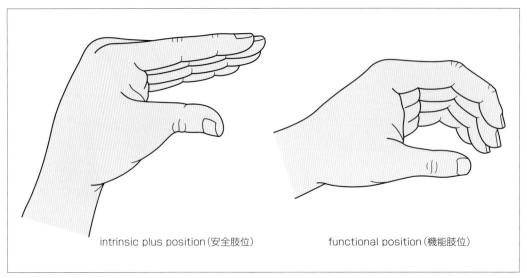

図 4. Intrinsic plus position と functional position
（磯部　饒ほか：手の肢位．整形外科 MOOK 39 手の機能解剖と治療の基本．室田景久ほか編．24-34，金原出版，1985．より引用，改変）

2．植皮（分層・全層，同種皮膚移植，自家培養表皮移植）

　壊死組織のデブリードマン後は植皮による閉鎖が第一選択となる．整容性が要求される顔面や，拘縮を予防するために関節可動部では全層植皮が望ましい．それ以外の部位ではパッチやメッシュに加工して分層植皮として移植する．近年ではMEEKマイクログラフトが導入され，小さな採皮片からより大きな範囲の熱傷層の被覆が可能となった．しかしながら，恵皮部は限られており，広範囲熱傷では全ての創面をカバーし得ない．一時的な創閉鎖を目的としてスキンバンクからの同種皮膚移植や，人工真皮が用いられる．自家培養表皮移植は患者の小皮膚を採取し，表皮細胞を分離し加工したシートを移植するものである．採皮から供給まで約3週間を要するため早期に使用を判断する必要がある．分層植皮と異なり，基底層を欠くため，真皮成分のない母床においては生着率が低い．そのため，Ⅲ度熱傷には同種皮膚移植や人工真皮との併用が推奨されている．さらに本年2月には，自家分層植皮片から，表皮細胞，メラノサイト，線維芽細胞などの細胞懸濁液を作成するRECELL® systemが承認され，Ⅱ度深達性熱傷・採皮部には単独で，Ⅲ度熱傷には，網状植

皮との併用することで，採皮部の犠牲を減らし，整容性を高めることが期待されている[8)9)]．

術　後

1．植皮部の術後管理

　植皮後の固定期間は部位や施設により異なるが，生着には概ね1週間程度を要する．特殊部位においては，それぞれの特徴を理解した適切な管理が必要となる．手部はハイトラックによる挙上と拘縮予防のため intrinsic plus position（関節10〜20°背屈位，MP 関節 70〜90°屈曲位，IP 関節0°伸展位，母指対立位）で固定する（図4）．長期の固定が必要となり拘縮が予想される場合は functional position で固定する．また，会陰部熱傷の患者において，排尿・排便が自立していない場合は排泄物による汚染が感染を惹起する可能性がある．尿道カテーテルや肛門ドレーンの留置，もしくは人工肛門造設による管理を検討する．

2．リハビリテーション・精神的ケア

　熱傷患者に対するリハビリテーションは初療から回復期，瘢痕が成熟する慢性期，その後の二次予防に至るまで一貫したケアが求められる．特に広範囲熱傷では全身管理を要するため集中治療室獲得性筋力低下（ICU-acquired weakness）が問題

となる[10]．また近年，高齢者の増加により，入院前の機能と ADL の早期再獲得が課題となっている．早期から開始できる理学療法には運動療法（関節可動域訓練，筋力増強，基本動作訓練）や，物理療法（ホットパックや圧迫療法）がある．気道損傷に対しては呼吸器合併症予防のための呼吸理学療法や体位ドレナージ法がある．これに加えて装具療法やポジショニングを併用することで関節拘縮を予防し，ADL の維持を目指す．また，重症熱傷においては患者は急性ストレス反応の状態にあるため，急性期からの精神科リエゾンが有用性も指摘されている．特に小児では患児の家族に対するケアも重要となる．

利益相反　なし

参考文献

1) 佐々木淳一ほか：熱傷診療ガイドライン（改訂第3版）．熱傷診療ガイドライン（改訂第3版）作成委員会編．9-10，春恒社，2021．
2) American Burn Association：Advanced Burn Life Support Course PROVIDER MANUAL 2018 UPDATE, American Burn Association, Chicago, 2018.
3) Pruitt, B. A. Jr.：Protection from excessive resuscitation："pushing the pendulum back". J Trauma. 49(3)：567-568, 2000.
   Summary　過剰輸液による fluid creep の危険性を指摘した．
4) Chang, W. H. J., et al.：The fundamentals of plastic and reconstructive surgery. 87-108, Williams & Wilkins Company, Baltimore, 1980.
5) Janzekovic, Z.：A new concept in the early excision and immediate grafting of burns. J Trauma. 10(12)：1103-1108, 1970.
   Summary　Tangential excision の概念が発表された論文．
6) Desai, M. H., et al.：Early burn wound excision significantly reduces blood loss. Ann Surg. 211：753-762, 1990.
7) O' Mara, M. S., et al.：The use of tourniquets in the excision of unexsanguinated extremity burn wounds. Burns. 28(7)：684-687, 2002.
8) Holmes, J. H. 4th, et al.：Demonstration of the safety and effectiveness of the RECELL® System combined with split-thickness meshed autografts for the reduction of donor skin to treat mixed-depth burn injuries. Burns. 45(4)：772-782, 2019.
   Summary　RECELL® system の有用性を検証した．
9) Holmes, J. H., et al.：A comparative study of the ReCell® device and autologous spit-thickness meshed skin graft in the treatment of acute burn injuries. J Burn Care Res. 39(5)：694-702, 2018.
10) Schweickert, W. D., Hall, J.：ICU-acquired weakness. Chest. 131(5)：1541-1549, 2007.

PEPARS No.190：34-39, 2022

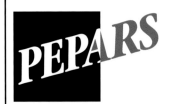

◆特集／こんなマニュアルが欲しかった！形成外科基本マニュアル[1]

創傷の保存的治療法と最近の治療材料

安田 浩*

Key Words：創傷治療(wound management)，保存的療法(topical therapy)，外用剤(ointment)，創傷被覆材(wound dressing)，バイオフィルム(biofilm)

Abstract　創傷の管理で保存的療法は重要な役割を担うが，外用剤，創傷被覆材，陰圧閉鎖療法など多くの選択肢があり，治療法に迷うこともある．本稿では主に外用剤，創傷被覆材の特性について述べる．外用剤は基剤の選択も重要である．また創傷被覆材はそれぞれの製材の特性を理解して使用すべきで，特に密閉すると感染を惹起するので初回の交換や観察を怠ってはならない．創傷治療の基本は TIME コンセプトなどで適切な創部の評価を行って選択するが，滲出液の量も参考になる．また近年バイオフィルムに着目した治療法の選択も重要であり関連した治療材料も多く発売されている．

はじめに

　形成外科領域における外用剤，創傷被覆材は主に創傷治療において用いられる．外用剤は古典的治療法であるが特に本邦には豊富な種類があり，いまだ重要な治療法である．外用剤は主剤と基剤で構成されるが創傷治療では滲出液量のコントロールの観点が重要で，その意味では基剤の特性をよく理解すると用いやすい．創傷被覆材は新たな製品が続々と上市され，選択幅が広がっているがこれも局所の状態に合わせて適切な選択をすべきである．両者とも適切な選択をしないとかえって治癒を遅延させることになる．本稿では創傷治療の保存的治療法を概説し，近年上市された治療材料を紹介する．

創傷に影響を与える全身状態の評価

　創傷治療を述べる前に全身状態と創部の局所状態の適切な評価が必要となる．創傷は急性創傷と慢性創傷に分類され，前者は創傷治癒過程が順調に進む場合で，後者は治癒過程が停滞する場合を指す．治癒過程が途中で「止まる」ことが慢性創傷の特徴である．治療者は創部の状態がよい方向に「動き出す」ことを目指して治療を行う．

　全身状態で重要なのは局所血流が十分あるかどうかが１つのポイントとなる．特に糖尿病などで下肢の血流が低下している場合はどのような治療にも反応せず，治療前に血流の評価，血管内治療や血管バイパスなどの血流の改善を図ることが重要である．また栄養状態の低下，膠原病などで免疫抑制剤の使用などにも注意が必要である．

* Hiroshi YASUDA, 〒824-0025　行橋市東徳永382 番地　新田原聖母病院, 院長/形成外科

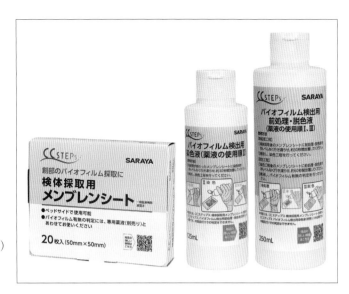

図 1.
バイオフィルム検出ツール（CC Steps）
（画像提供　サラヤ（株））

創傷の局所状態の適切な評価法

血流の問題以外で治癒が停滞している場合の評価法として，TIME コンセプト[1]がある．これは主に慢性創傷の評価時に用いるが，基本的な考えは急性創傷における治療材料の選択にも有用である．創傷治癒の阻害要因として，① T（Tissue non-viable or deficient）：局所の壊死の付着，② I（Infection, Inflammation）：局所の炎症，感染，③ M（Moisture imbalance）：滲出液の量による湿潤環境の状態不良，④ E（Epidermal margin non advancing or indermined）：上皮化遅延，皮下ポケットの存在，を挙げている．問題解決のためには T→I→M→E の順に治療方針を考えるとよい．

創傷治療の歴史と最近の話題
―バイオフィルムと界面活性剤―

創傷治療は，薬品による消毒と乾燥管理が30年前くらいまでは主流であった．その後創部を湿潤環境にすることで治癒が促進すること[2)3)]，薬品による消毒は細胞毒性があり治癒を遅延することなどより湿潤環境を維持することが中心となってきた．他方，「湿潤環境」を誤解して創部周囲の皮膚まで浸軟させるほど過湿潤にしたり，一旦は乾燥管理がよい感染病巣に密閉療法などを行い，感染を悪化させたりする事例もあった．これらの流れ

より現在は主に微温湯による洗浄と「適切な」湿潤環境調整を行うことが中心となっている．湿潤環境がよいのは炎症，感染がほぼ落ち着いていて肉芽形成を促進させる時期である．他方感染で滲出液が多量に出る場合は適切に滲出液を除去し，一時的には乾燥管理がよい場合もある．

創部の治癒遅延の原因として今でも炎症，感染は重要な因子であり，最近創部に存在する細菌が酸性ムコ多糖類を中心とした集合体：バイオフィルムを形成することが知られている．バイオフィルムが形成されると抗菌外用薬や薬品による消毒も効果が弱くなる．バイオフィルムの判断は臨床的に薄い粘液様の物質が付着しているなどとなるが近年酸性ムコ多糖を検出することでバイオフィルムの判断の一助となるツール（保険適用外，図1）があり，治療方針の決定に用いた報告[4]もある．バイオフィルムを除去するには洗浄がよいが，界面活性剤が注目されている．Yang ら[5]はブタ皮膚に創傷を作成し，創部を単に拭う，界面活性剤を用いて拭う，界面活性剤と抗菌剤を併用する，の3群で創部の細菌数，バイオフィルム中の細菌数を測定したところ界面活性剤を用いた2群で有意に減少した結果を報告している．

創傷管理においてはバイオフィルムの存在も念頭に置いて管理すべきである．

表 1. 創傷に用いる外用剤の基剤別分類

基剤種類		代表的基剤	水バランス (適応)	代表的外用剤
疎水性基剤 (狭義の軟膏)		ワセリン プラスチベース	保湿 (乾燥局面)	抗生物質軟膏 プロスタグランディン軟膏
親水性基剤 (クリーム)	乳剤性基剤	親水軟膏	加水 (乾燥局面)	スルファジアジン銀クリーム
	水溶性基剤	マクロゴール	吸水 (過湿潤局面)	ブクラデシン・ナトリウム軟膏 ポビドンヨード・シュガー軟膏 カデキソマー・ヨウ素軟膏 ブロメライン軟膏
水溶液		水	影響なし (すべて)	bFGF

(文献 6 より一部改変)

創傷治療の保存的療法

　概説した創部の局所の評価やバイオフィルムの存在などを考えて保存的治療を選択する．創傷に対する適切な選択は専門医でも難しい場合があるが，滲出液の量，創部の水バランス面を考えた治療戦略は比較的容易な選択が可能と考える．今回は創部の水バランスの面から外用剤，創傷被覆材の特徴を述べる．

1．外用剤

　外用剤は古典的な保存的治療法であるが今なお重要な役割を果たしている．

　外用剤はその使用目的である主剤と基剤で構成されている．創傷治療における主剤として，抗菌剤，肉芽形成促進剤，保湿剤などが挙げられる．基剤は外用剤の外観を決める成分であるが，主剤との組み合わせにも関係する．疎水性基剤（狭義軟膏），親水性基剤（クリーム），水溶液，粉末などがある．このうち親水性基剤は乳剤性基剤と水溶性基剤に分類される．基剤によって，創傷面の滲出液の量がコントロールできる．疎水性基剤では創傷面の保湿が可能であり，乾燥局面に用いるとよい．ワセリン，抗生物質含有軟膏，プロスタグランディン軟膏などが代表的である．乳剤性基剤は創傷面に加水的に働き，乾燥局面によいが過湿潤になることがある．スルファジアジン銀クリームが代表的な薬剤である．水溶性基剤は主にマクロゴールを含むが，創傷面からの滲出液を吸収する働きがあり，滲出液が多い創部に用い，創部が過湿潤になることを防ぐ．他方乾燥局面ではさらに創部を乾燥させるので用いない．ブクラデシンナトリウム軟膏，ポビドンヨード・シュガー軟膏，カデキソマー・ヨウ素軟膏，ブロメライン軟膏などがある．水溶液は創部の水バランスに影響を与えない bFGF 製剤がある．滲出液の量，創部の乾燥，湿潤の程度で外用剤を選択するとよい（表1）[6].

2．創傷被覆材

　湿潤環境管理の考えが浸透して，創傷被覆材には現在多くの種類が上市されている（表2）[7]．これらにはそれぞれ特徴があり，また本邦では創傷の深さによって保険償還がなされている．一般に深い創傷に適応があるものは滲出液の吸収が強いものが多く，浅い創傷に適応があるものは滲出液の吸収度は弱く，創傷の保護的な意味合いが強い製材であると考えると選択しやすい．

　代表的な被覆材について述べる．

A．ハイドロコロイド材

　創傷被覆材として初めて用いられた製材である．ハイドロコロイドが創部からの滲出液を吸収し，ゲル化することで湿潤環境を保つ．製材の厚みによって吸収度が異なる．利点は半透明でありゲル化した部分が確認しやすいこと，適度なクッション性があり保護的にも働くことである．欠点は滲出液が多いとゲル化した部分が創傷面より拡大し，周囲の皮膚まで浸軟するので過湿潤となることである．それを防ぐにはゲル化した部分が創傷面より拡大したら交換するのが目安となる．この交換頻度が1日1回以上であれば別の被覆材ま

表 2. 素材別，保険償還別の創傷被覆材の分類

使用材料	販売名	創傷の深さに対する保険償還
親水性メンブラン	ベスキチン W	真皮に至る創傷
ハイドロコロイド	デュオアクティブ ET	
	テガダーム ハイドロコロイド ライト	
	アブソキュアーサジカル	
	レプリケア ET	
ハイドロジェル	ビューゲル	
ポリウレタンフォーム	ハイドロサイト 薄型	
	メピレックス ライト	
	メピレックスボーダー ライト	
ハイドロコロイド	バイオヘッシブ Ag ライト	
親水性ファイバー	アクアセル Ag BURN	
ハイドロコロイド	コムフィール	皮下組織に至る創傷用
	コムフィール プラス	
	デュオアクティブ	
	デュオアクティブ CGF	
	アブソキュアーウンド	
	テガダーム ハイドロコロイド	
	レプリケア ウルトラ	
ハイドロジェル	イントラサイト ジェル システム	
	グラニュゲル	
	Sorbact ジェルドレッシング	
親水性メンブラン	ベスキチン W-A	
親水性ファイバー	アルゴダーム トリオニック	
	カルトスタット	
	アクアセル	
	アクアセル フォーム	
ポリウレタンフォーム	ティエール	
	テガダーム フォーム ドレッシング	
	バイアテン	
	バイアテン シリコーン+	
	ハイドロサイト プラス	
	ハイドロサイト AD プラス	
	ハイドロサイト AD ジェントル	
	ハイドロサイト ライフ	
	メピレックス	
	メピレックス ボーダー II	
	メピレックス ボーダー フレックス	
親水性ファイバー	アクアセル Ag	
	アクアセル Ag 強化型	
	アクアセル Ag Extra	
	アクアセル Ag フォーム	
	アルジサイト Ag	
ポリウレタンフォーム	ハイドロサイト 銀	
	ハイドロサイト ジェントル 銀	
	メピレックス Ag	
	メピレックスボーダー Ag	
ハイドロコロイド	バイオヘッシブ Ag	
ハイドロジェル	プロントザン	
セルロースアセテート	Sorbact コンプレス	
親水性フォーム	ベスキチン F	筋・骨に至る創傷用

（文献 7 より，一部改変）

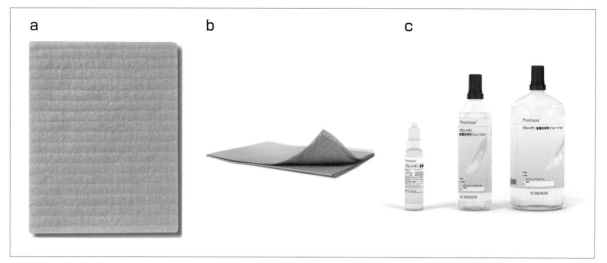

図 2. バイオフィルム，創部感染に対応した創傷被覆材
a：アクアセル Ag advance. 銀含有ファイバー材に界面活性剤が添加されている
（画像提供：コンバテックジャパン(株)）.
b：Sorbact Compress. 疎水性セルロースアセテートが滲出液中の細菌を吸着する
（画像提供：センチュリーメディカル(株)）.
c：プロントザン. ゲルに界面活性剤，ソリューションに抗菌剤が含有されている
（画像提供：ビーブラウン ジャパン）.

たは外用剤に変える方がよいと考える．現在はドラッグストアでも購入できる製材もあり，普及度は高いが，これらの点に気を付けて用いるとよい．

B. フォーム材

ポリウレタンを中心としたフォーム材は褥瘡ややや深い創傷によく用いられる製材である．滲出液の吸収力が高い，クッション性があり保護作用も強い，創部観察のために剝離しても問題がなければそのまま使用できる場合があることが利点である．欠点は創部の観察ができず，またフォーム内で感染を生じていてもわかりにくいことである．特に初回の交換は早めに行い，創部の観察を怠ってはならない．

C. ファイバー材

親水性ファイバーを中心とした製材で高い滲出液の吸収量を有し，吸収したファイバーがゲル化することで湿潤環境を維持するものである．利点はファイバーであるので深い皮下ポケットに挿入しやすい，滲出液の吸収力が高いことが挙げられる．欠点はファイバー材単体では外用剤と同じように top dressing が必要となる．深いポケットに挿入した場合，ゲル化したファイバーが残留して

感染の原因となる可能性があることである．交換時は十分な洗浄と観察を行う．

D. 最近の創傷被覆材

創傷被覆材の弱点である感染管理に対して銀含有の製材も多くあるが，明らかな感染創には注意しながら用いる．また，前述のバイオフィルムに着目した製材が多く発売されている（図 2）.

3. 真皮欠損用グラフト

いわゆる人工真皮である．グラフトを貼付することで線維芽細胞がグラフト内に侵入し，肉芽形成を促進する目的で開発された．形成外科領域では壊死切除後の下床の状態が一期的に植皮ができない場合，皮膚悪性腫瘍切除後，病理組織結果がでるまでの被覆などに用いられてきたが最近ブタ小腸粘膜下組織由来の細胞外マトリックス製材が発売され，特に下腿潰瘍に有効であるという報告[8]もある．

4. ヒト羊膜使用組織治癒促進用材料

2022 年度よりヒト羊膜使用組織治癒促進用材料[9]が本邦でも使用可能となり今後の治療戦略のひとつとなることが期待される．なお本材料は講習会受講が条件である．

表 3. TIME と滲出液から考える治療戦略（私見）

	T （壊死）	I （感染）	M （肉芽形成）	E （上皮形成）
滲出液多い	• 外科的壊死切除 • カデキソマー • ポビドンヨード・シュガー軟膏 • 化学的壊死除去剤	• 吸水性基剤抗菌薬	• ブクラデシン・ナトリウム • 吸水性基剤抗菌薬 • フォーム系創傷被覆材（銀） • 陰圧閉鎖療法（感染がない場合） • bFGF 併用	• フォーム系被覆材（銀） • 短期間ステロイド外用剤
滲出液少ない	• 外科的壊死切除 • スルファジアジン銀クリーム • 乾燥管理（消極的な場合）	• 抗菌薬 （この状態は少ない）	• プロスタグランディン軟膏 • 被覆材（フォーム材，コロイド材） • 陰圧閉鎖療法 • bFGF 併用 • 非固着性ガーゼ	• 油脂性軟膏 • ハイドロコロイド系被覆材 • 非固着性ガーゼ

（文献 10 より引用）

保存的療法の治療戦略
―外用剤？　創傷被覆材？―

　豊富な治療材料のどれを選択するかは最終的には医療者の好みによるところが多いと思われる．ただ守るべき考えは創部の状態の適切な判断に基づく選択である．TIME コンセプトと滲出液の量による筆者の治療戦略を表 3 に示す．創傷治療では創面の状態が「止まっている」または悪化している状態を良い方向へ「動き出させる」ことが重要である．創部が順調に治癒に向かっていれば問題ないが，1 週間以上創部の変化がなければ治療法の再検討を行う．外用剤では湿潤環境維持が難しいので top dressing に配慮が必要で，創傷被覆材では密閉することにより感染惹起の危険性を考え，交換時期の判断を行う．

　これらの選択で滲出液の量はかなり参考になると考える．創部の水バランスを考えた治療を行うとよい方向に向かうことがあるので参考になれば幸いである．

　本稿を終えるにあたり，他者との利益相反はない．画像を提供していただいた各社に御礼申し上げます．

参考文献

1) 田中マキ子：創傷治癒環境調整理論に基づく TIME コンセプトの活用．月刊ナーシング．**24**：20-28，2004.

2) Winter, G. D.：Formation of the scab and the rate of epitheliazation of superficial wounds in the skin of the young domestic pig. Nature. **193**：293-294, 1962.

3) Hinman, C. D., Maibach, H.：Effect of air exposure and occlusion on experimental human skin wounds. Nature. **200**：377-378, 1963.

4) 溝上真隆ほか：難治性潰瘍治療におけるバイオフィルム検出ツール（CC Steps）と深部体腔創傷被覆・保護剤（Sorbact）の有用性．創傷．**13**（2）：104-108，2022.

5) Yang, Q., et al.：A surfactant-based wound dressing can reduce bacterial biofilms in a porcine skin explant model. Int Wound J. **14**：408-413, 2017.

6) 古田勝経：褥瘡治療薬：外用剤の選び方・使い方．褥瘡会誌．**11**：92-100，2009.

7) 一般社団法人 日本医療機器テクノロジー協会 創傷被覆材部会作成（2020 年 9 月 1 日改訂 29 版）

8) 緒方英之ほか：Werner 症候群患者の足部難治性潰瘍に対し，局所陰圧閉鎖療法と細胞外マトリックスグラフトの併用が奏効した 2 例．創傷．**12**（1）：4-8，2021.

9) Zelen, C. M., et al.：Treatment of chronic diabetic lower extremity ulcers with advanced therapies：a prospective, randomised, controlled, multi-centre comparative study examining clinical efficacy and cost. Int Wound J. **13**：272-282, 2015.

10) 安田　浩：創傷治療の基本と最近の話題．四国医誌．**77**（1.2）：3-10，2021.

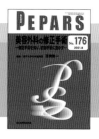

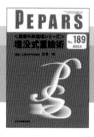

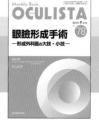

PEPARS No.190：41-47，2022

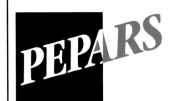

◆特集／こんなマニュアルが欲しかった！形成外科基本マニュアル[1]

褥瘡治療の基本マニュアル

安倍吉郎[*1]　橋本一郎[*2]

Key Words：褥瘡（pressure ulcer），リスクアセスメント（risk assessment），DESIGN ツール（DESIGN tool），創面環境調整（wound bed preparation），創傷衛生（wound hygiene），皮弁再建（flap coverage）

Abstract 褥瘡治療は単に創傷管理をすればよいだけでなく，個々の患者の日常生活動作能力や栄養状態，在宅での介護力など，考慮すべき要素は多岐にわたり，多職種で取り組むことが重要である．リスクアセスメントに始まり，本邦では DESIGN ツールを使用した重症度評価が入院基本料などの算定に関与するため，これらの内容と運用に熟知しておく必要がある．ポジショニングや体圧分散寝具，シーティングも悪化ならびに再発予防に重要である．保存的治療は TIME 理論をベースとして，最近では創面のバイオフィルムを積極的に除去する創傷衛生の考え方が普及している．外科的治療として特に殿部では豊富な皮膚穿通枝を利用した穿通枝皮弁が有用であるが，坐骨部では再発率や合併症率が高く，手術に携わる医師は複数の皮弁再建手技を習得しておく方がよい．

はじめに

褥瘡は身体に外力が加わった結果生じる皮膚損傷であることから，治療の第一歩は原因となっている外力の排除である．しかし介護力が不足している環境や，低栄養状態などで治癒機転が正常に働かない状態では，外力を排除し，適切な創傷管理をしたとしても治癒が遷延する場合がある．これらの難治性の褥瘡に対しては多職種間で問題意識を共有し，協力しながら解決方法を探していく取り組みが重要になるが，その際には褥瘡治療で用いられる一般的な共通言語や治療の原則を理解しておく必要がある．

本稿では一般的に用いられる褥瘡の評価方法や治療法など，褥瘡治療に対する基本事項を中心に述べる．

褥瘡の定義とリスクアセスメント

褥瘡の一般的な定義は，身体に圧迫や剪断応力が加わることによって，骨と寝具などに挟まれた部位が虚血を起こして発生する皮膚損傷とされている．具体的には 2 時間以上の長時間にわたり，真皮内の毛細血管圧である 32 mmHg を上回る圧力が加わることで血液還流が滞った結果，末梢組織が壊死するとされる．この一連の変化は自重関連褥瘡とも呼ばれるが，近年では広義の褥瘡に酸素マスクや医療用弾性ストッキング，ギプスなどの医療関連機器の圧迫によって生じる医療関連機器圧迫損傷（medical device related pressure ulcer；MDRPU）も含まれており，適切なリスクアセスメントと予防対策が重要であることは共通している．

個々の入院患者の褥瘡発生リスクを評価し，介入を必要とする対象者を同定することで早期から予防的介入を行うことができる．本邦では2012年より入院基本料算定の際の施設基準の 1 つとして褥瘡対策が盛り込まれており，厚生労働省が提示

*1 Yoshiro ABE，〒770-8503　徳島市蔵本町 3-18-15　徳島大学大学院医歯薬学研究部形成外科，准教授
*2 Ichiro HASHIMOTO，同，教授

表 1. 代表的な褥瘡リスクアセスメント方法

褥瘡危険因子評価表	ブレーデンスケール	OH スケール	(在宅版)K 式スケール
• 厚生労働省が定めた褥瘡危険因子評価方法 • 介入に直結する評価 • 医療機関内での使用を想定しているため,在宅での介護力などの環境要因は評価されない	• 世界的に使用されているため,予測妥当性を検討した複数の報告がある • 認知症患者などでは,知覚認知の評価と活動性,可動性の評価が連動しない場合がある • 骨突出や浮腫が含まれていない	• 骨突出を特徴とする日本人高齢者に使用しやすい評価方法 • 内容が簡便である • 各危険要因に合わせて体位変換や体圧分散寝具を選ぶ目安になる	• 在宅療養者の褥瘡発生を予測する評価方法 • 引き金要因の項目では事象の開始に力点が置かれており,褥瘡発生時期の予測ができる点で有意義である • 家族構成によって介護力が異なることを考慮する必要がある

各評価方法で項目や特徴が異なるため,治療の際にはどの方法を用いているかを確認しておくとよい.

している「褥瘡対策に関する診療計画書」の中にある褥瘡危険因子評価表などを参考に,日常生活自立度の低い患者に対して褥瘡の誘因となる危険因子を評価することが求められている.複数回の改訂を経て,2022 年からは薬剤的管理と栄養管理に関する事項が追加されており,多職種介入の重要性が強調されている.この方法以外にもブレーデンスケールや OH スケールなど,いくつかの評価方法が報告されている.代表的な評価方法について表 1 にまとめているが,各方法によって特徴や項目に違いがあるため,治療の際にはその施設で使用されている評価方法を確認しておくとスムーズな連携がとりやすい.いずれの方法においても,これらの危険因子を患者ごとに認識し,医療従事者間で共有しておくことが大切である.

褥瘡の重症度評価

褥瘡の重症度を評価する際に,欧米では褥瘡の深度に応じたカテゴリ/ステージ分類が用いられているが,本邦においては 2002 年に日本褥瘡学会が開発した DESIGN 評価ツールが広く用いられており,2008 年の DESIGN-R® を経て現在は DESIGN-R® 2020 に改定されている.この評価方法の特徴として,褥瘡の重症度を分類するとともに治癒過程を数量化している点が挙げられる.さらに評価する項目ならびに重症度ごとに異なる点数を付与し,患者間の重症度評価を可能にしたものが DESIGN-R® 以降の分類である.現行バージョンである DESIGN-R® 2020 の内容を表 2 に示すが,この中では以前からあった深さ,滲出液,

大きさ,炎症/感染,肉芽組織,壊死組織,ポケットの各項目は変わらないものの,深部組織損傷(deep tissue injury;DTI)と臨界的定着(critical colonization)を評価するために,深さと炎症/感染,肉芽組織の内容が一部変更されている.この評価方法では,深さを除いた 6 項目について重症になるにしたがって点数が高くなるよう重み付けをしており,合計で最高 66 点が最も重症である.実際に点数が 9 点以下の褥瘡では 30 日以内に治癒する可能性が高いが,19 点以上の褥瘡では 90 日以内に治癒する可能性が低いとした検証の報告がある[1].この流れを受けて,本邦においては診療報酬上で DESIGN ツールを用いた評価が必要な項目がいくつか存在する.前述した入院基本料における「褥瘡対策に関する診療計画書」や,入院時支援加算における「褥瘡に関する危険因子の評価」,ADL 維持向上等体制加算の「アウトカム評価」などは主に一般病院に当てはまるが,療養病床や有床診療所においても「褥瘡評価実施加算」の項目があり,さらには在宅や介護保険においても DESIGN ツールの使用が求められる項目がある.以上のことから,本ツールは医師が褥瘡患者の状態を評価する際に用いるだけでなく,多くの現場や職種においても使用される共通言語になっているため,その内容と運用に関して熟知しておく必要がある.

表 2. DESIGN-R® 2020 による褥瘡経過評価

各項目および重症度に応じて点数が異なり，深さを除いた 6 項目の点数を合計して重症度を評価する．DESIGN-R® 2020 から追加された深部組織損傷(DTI)疑いは，視診・触診，補助データ(発生経緯，血液検査，画像診断など)から判断する．

Depth*1 深さ 創内の一番深い部分で評価し，改善に伴い創底が浅くなった場合，これと相応の深さとして評価する						
d	0	皮膚損傷・発赤なし	D	3	皮下組織までの損傷
				4	皮下組織を超える損傷
	1	持続する発赤		5	関節腔，体腔に至る損傷
				DTI	深部損傷褥瘡(DTI)疑い*2
	2	真皮までの損傷		U	壊死組織で覆われ深さの判定が不能

Exudate 滲出液					
e	0	なし	E	6	多量：1 日 2 回以上のドレッシング交換を要する
	1	少量：毎日のドレッシング交換を要しない			
	3	中等量：1 日 1 回のドレッシング交換を要する			

Size 大きさ 皮膚損傷範囲を測定：[長径(cm)×短径*3(cm)]*4					
s	0	皮膚損傷なし	S	15	100 以上
	3	4 未満			
	6	4 以上 16 未満			
	8	16 以上 36 未満			
	9	36 以上 64 未満			
	12	64 以上 100 未満			

Inflammation/Infection 炎症/感染					
i	0	局所の炎症徴候なし	I	3C*5	臨界的定着疑い(創面にぬめりがあり，滲出液が多い．肉芽があれば，浮腫性で脆弱など)
	1	局所の炎症徴候あり(創周囲の発赤・腫脹・熱感・疼痛)		3*5	局所の明らかな感染徴候あり(炎症徴候，膿，悪臭など)
				9	全身的影響あり(発熱など)

Granulation 肉芽組織					
g	0	創が治癒した場合，創の浅い場合，深部損傷褥瘡(DTI)疑いの場合	G	4	良性肉芽が創面の 10%以上 50%未満を占める
	1	良性肉芽が創面の 90%以上を占める		5	良性肉芽が創面の 10%未満を占める
	3	良性肉芽が創面の 50%以上 90%未満を占める		6	良性肉芽が全く形成されていない

Necrotic tissue 壊死組織 混在している場合は全体的に多い病態をもって評価する					
n	0	壊死組織なし	N	3	柔らかい壊死組織あり
				6	硬く厚い密着した壊死組織あり

Pocket ポケット 毎回同じ体位で，ポケット全周(潰瘍面も含め) [長径(cm)×短径*3(cm)]から潰瘍の大きさを差し引いたもの					
p	0	ポケットなし	P	6	4 未満
				9	4 以上 16 未満
				12	16 以上 36 未満
				24	36 以上

*1 深さ(Depth：d/D)の点数は合計に加えない
*2 深部損傷褥瘡(DTI)疑いは，視診・触診，補助データ(発生経緯，血液検査，画像診断等から判断する)
*3 "短径"とは，"長径と直交最大径"である
*4 持続する発赤の場合も皮膚損傷に準じて評価する
*5 「3C」あるいは「3」のいずれかを記載する．いずれの場合も点数は 3 点とする．

(日本褥瘡学会 http://www.jspu.org/jpn/member/pdf/design-r2020_doc.pdf より引用)

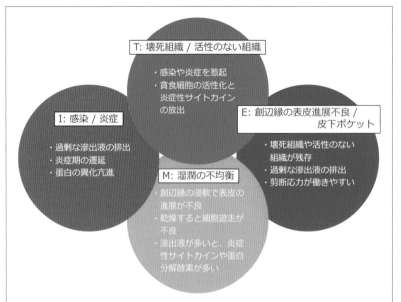

T: 壊死組織 / 活性のない組織
・感染や炎症を惹起
・貪食細胞の活性化と
炎症性サイトカイン
の放出

I: 感染 / 炎症
・過剰な滲出液の排出
・炎症期の遷延
・蛋白の異化亢進

E: 創辺縁の表皮進展不良 /
皮下ポケット
・壊死組織や活性のない
組織が残存
・過剰な滲出液の排出
・剪断応力が働きやすい

M: 湿潤の不均衡
・創辺縁の浸軟で表皮の
進展が不良
・乾燥すると細胞遊走が
不良
・滲出液が多いと, 炎症
性サイトカインや蛋白
分解酵素が多い

図 1.
TIME 理論の概念図
TIME 理論の各項目は相互に影響を及ぼすことに留意する.

褥瘡の保存的治療

1. ポジショニングならびに体圧分散寝具とシーティング

ポジショニングの見直しは, 褥瘡の予防ならびに治療において非常に重要な要素である. 基本的には自重を骨突出部以外の筋肉が多い部位で広く支えるよう調整する. ヘッドアップの際には頭よりも先に膝を曲げて下肢を挙上し, ズレを防止するとともに殿部から下肢全体で体重を支えるようにする. 介護力が不足する場合や拘縮が強い場合は, 姿勢を保持するポジショニングピローや小さいクッションを少しずつ動かすことで荷重圧の集中を避けるスモールシフトも有効である. 各種体圧分散寝具を導入する際には素材の特性にも配慮する. 自力体位変換できない患者ではエアマットレスの方がよいが, 体位変換できる場合にはウレタンフォームの方が患者は動きやすい. 両者を組み合わせた高機能マットレスもあるため, 患者の状態に応じて使い分ける. さらに機械制御によって自動で体位変換できる機種もあるが, 一般的にこれらは高価であることから全ての患者に使用できる施設は限られており, ハイリスクの患者に集中して使用するなどの対応も考えられる. 座位の際には, 車イスの座面にウレタンやエアクッショ

ンを用いて体圧を分散させるシーティングが重要である. 特に円背が強い患者では座位時に坐骨面が前方へ移動し, 大腿後面全体で体重を支えた場合よりも強い圧力が仙骨尾骨部に集中するほか, 脊髄損傷患者や脳性麻痺患者では左右のどちらかの坐骨に圧力が集中する場合もあるため, 個々の状態に応じた細かなシーティングが要求される.

2. TIME 理論に基づく創傷治療

創傷治癒を得るために排除・調整すべき事象に基づく治療コンセプトとして創面環境調整 (wound bed preparation；WBP)の概念が提唱され[2], 重要な4項目の頭文字をとって TIME と呼ばれている. T は Tissue non-viable or deficient で活性のない組織または壊死組織のことであり, I は Infection or inflammation で感染または炎症, M は Moisture imbalance で湿潤の不均衡, E は Edge of wound-non advancing or undermined で創辺縁の表皮進展不良または皮下ポケットのことである. 各項目は相互に影響し合っているのが特徴であり(図1), その中でも壊死組織の放置は重篤な感染症を引き起こし, WBP の大きな妨げとなる. 広範囲のデブリードマンは手術室で行うが, ベッドサイドで剪刀や鋭匙を用いたメンテナンスデブリードマンを丁寧に行うことが極めて重要である. 皮下ポケットがあると内部の壊死組織

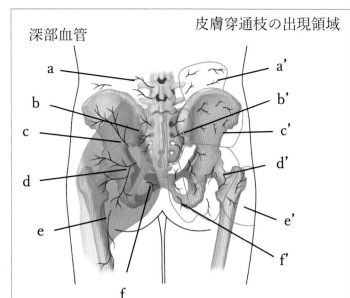

深部血管　　　　　　　皮膚穿通枝の出現領域

図 2.
殿部の深部血管および皮膚穿通枝の解剖
　a：腰動脈
　b：外側仙骨動脈
　c：上殿動脈
　d：下殿動脈
　e：大腿深動脈
　f：内陰部動脈
殿部には皮膚穿通枝血管が豊富にあるため，これらを利用し安定した血行を持つ皮弁作成が可能である．

や感染がわからないことがあるため，治癒が遷延する場合はポケット直上の皮膚切開を考慮する．その際には出血素因がないかどうかを確認し，電気メスやバイポーラなどの止血装置を用意した上で行う．外科的デブリードマンを行った後は抗菌作用を有し，なおかつ壊死組織を浸軟させて除去しやすくする乳剤性基剤のスルファジアジン銀製剤(ゲーベン®クリーム)や，カデキソマー・ヨウ素製剤(カデックス®軟膏)，ブロメライン製剤(ブロメライン軟膏)による化学的デブリードマンが有効である．滲出液量に応じて各種外用剤と創傷被覆材を使い分けるが，感染を疑う状況では湿潤環境を避け，抗菌作用と吸水作用のあるポビドンヨード製剤(イソジン®シュガーパスタ軟膏)などを使用し，乾燥傾向にすると制御しやすい．重篤な感染症を防ぐためには創内の細菌数が感染を引き起こす直前まで増殖した状態，すなわち臨界的定着を見逃さないことが重要である．臨界的定着状態は周囲の発赤や熱感などの典型的な感染徴候がなく，わかりにくいことが特徴だが，よく観察すると肉芽が白っぽく浮腫状なことや，創の大きさに対して滲出液量が多いこと，臭いがあることなどから判断できる．この状態の創には増殖した細菌塊によるバイオフィルムが形成されており，創傷治癒の妨げになっていることが指摘されてい

る[3]．最近では創傷衛生(wound hygiene)の一環として，抗菌成分のポリヘキサニドと界面活性剤のベタインを配合したプロントザン®がバイオフィルムの除去に有用と報告されている[4]．

褥瘡の手術治療

　褥瘡は手術適応の判断に苦慮することが多い．術後の再発率は報告によって幅が広いが，若年者や複数回の手術既往がある患者，低アルブミン血症，坐骨部の発生などでは再発リスクが高いとする報告がある[5]．これら患者個人の条件以外にも，在宅での介護力や訪問看護の導入，さらには何か異常があった際にすぐに通院できる病院が確保できているかなど，手術後の環境が整っていることも手術治療に踏み切る条件に含まれる．最も多い仙骨部の褥瘡に対しては，周囲に外側仙骨動脈や上殿あるいは下殿動脈からの多数の皮膚栄養血管が存在する(図2)ため，これらを使用したV-Y型やtransposition型の穿通枝皮弁による再建が可能である[6]．坐骨部の褥瘡に対しては，殿部以外に下肢から採取する後大腿皮弁やハムストリング皮弁，薄筋皮弁などが用いられるが，再発しやすい部位であるため複数回の皮弁再建が必要となることも多い．したがって最初から複数回の手術を想定し，あらかじめ穿通枝の位置を明確にしてお

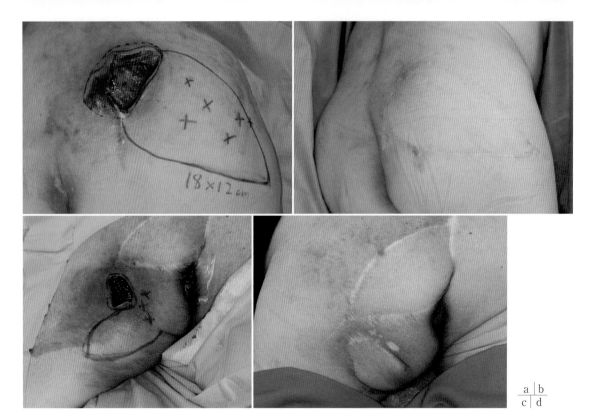

図 3. 仙骨部・坐骨部褥瘡の皮弁再建例
a，b：症例1：仙骨部褥瘡に対し，上殿動脈からの皮膚穿通枝を含んだ V-Y 型の皮
弁で再建した症例
c，d：症例2：坐骨部褥瘡に対し，内陰部動脈からの皮膚穿通枝を含んだ transposi-
tion 型の皮弁で再建した症例
いずれの皮弁も縫合部に強い緊張がかからないようデザインしている.

くと，次回以降の手術で再度同じ穿通枝による皮弁再建も可能となる．皮弁の選択に関しては多くの報告があるが，術後の合併症を減らすためには縫合部にかかる緊張が少ない皮弁をデザインすることが重要である（図3）．その観点から，坐骨部褥瘡では座位になった時に動きが少ない殿部からの採取を推奨する報告[7]がある一方で，殿部の皮弁は仙骨部褥瘡の再建にも使用できるため，坐骨部褥瘡には下肢から採取する方がよいとする報告[8]もある．さらに筋皮弁の場合は採取後の筋力低下を考慮する必要があるが，穿通枝皮弁は筋肉の犠牲を最小限に抑えた低侵襲な手技と言える．しかし，穿通枝血管の温存には繊細な手術手技と適切な皮弁デザインが求められるため，るい痩や麻痺で組織が萎縮している患者や，複数回の手術で多数の瘢痕が存在する症例では筋皮弁の方が確

実な場合もある．選択した皮弁による再建術後の再発率や合併症率に有意差はなかったとする報告もあり[9]，最終的には患者の状態と術者の技量に応じて最適な術式を決定する．いずれにしろ，再発や合併症に備え，手術に携わる医師は複数の皮弁再建手技を習得しておく方がよい．

参考文献

1) Sanada, H., et al.：Clinical wound assessment using DESIGN-R total score can predict pressure ulcer healing：pooled analysis from two multicenter cohort studies. Wound Repair Regen. **19**：559-567, 2011.
   Summary DESIGN-R® ツールが褥瘡の経過予測に有用であることを示した論文.
2) Schultz, G. S., et al.：Wound bed preparation：a systematic approach to wound management.

Wound Repair Regen. **11**：S1-S28, 2003.
Summary　慢性創傷における創面環境調整の概念を提唱した論文.

3) Murphy, C., et al.：Defying hard-to-heal wounds with an early antibiofilm intervention strategy：'wound hygiene'. J Wound Care. **28**：818-822, 2019.
Summary　創傷衛生によるバイオフィルムの管理が重要であることを示した論文.

4) To, E., et al.：The effectiveness of topical poly-hexamethylene biguanide（PHMB）agents for the treatment of chronic wounds：a systematic review. Surg Technol Int. **29**：45-51, 2016.
Summary　ポリヘキサメチレンビグアナイドが遷延している創傷治癒を促進することを示した論文.

5) Keys, K. A., et al.：Multivariate predictors of failure after flap coverage of pressure ulcers. Plast Reconstr Surg. **125**：1725-1734, 2010.
Summary　褥瘡に対する皮弁再建後の合併症に関する危険因子を報告した論文.

6) Yang, C. H., et al.：An ideal method for pressure sore reconstruction：a freestyle perforator-based flap. Ann Plast Surg. **66**：179-184, 2011.
Summary　穿通枝皮弁を用いた褥瘡再建の有用性を報告した論文.

7) Foster, R. D., et al.：Flap selection as a determinant of success in pressure sore coverage. Arch Surg. **132**：868-873, 1997.

8) Ahluwalia, R., et al.：The operative treatment of pressure wounds：a 10-year experience in flap selection. Int Wound J. **6**：355-358, 2009.

9) Sameem, M., et al.：A systematic review of complication and recurrence rates of musculocutaneous, fasciocutaneous, and perforator-based flaps for treatment of pressure sores. Plast Reconstr Surg. **130**：e67-77, 2012.
Summary　システマティックレビューによる解析で，筋皮弁や筋膜皮弁，穿通枝皮弁の間で再発率や合併症率に有意差がなかったと報告した論文.

足の総合病院 🏥 下北沢病院 がおくる！

好評

ポケット判 **主訴**から引く **足のプライマリケアのマニュアル**

編著 下北沢病院

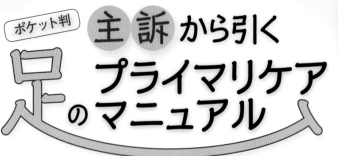

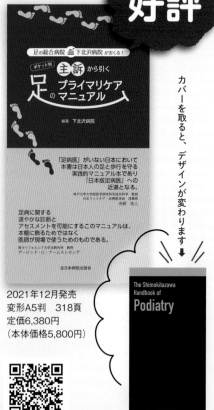

足の疾患を診るうえで、最初の問診で確認しなければならないこと、行った方がよい検査など随所に「下北沢病院流」がちりばめられている本書。
足に関わる疾患が網羅されており、これから足を診る先生にとっては手放せない1冊に、既に足をご専門にされている先生にとっても、必ず知識が深まる1冊になります。
ぜひご診療の際はポケットに忍ばせてください。

詳しくはこちら 👆

カバーを取ると、デザインが変わります→

2021年12月発売
変形A5判 318頁
定価6,380円
（本体価格5,800円）

- -

CONTENTS

I 初診時の診察
A 問診
1. 足病
2. 下肢救済，創傷
3. 糖尿病
B 足部の診察と検査
1. 足部アライメントの診断とそのパターン
2. X線による画像診断
①足病
②下肢救済
3. 足病の画像検査
①超音波
②CTとMRI
4. 下肢救済の生理機能検査
①下肢血流の機能的検査
②下肢救済の画像検査
II 主訴からみる鑑別診断
A 足病
1. 痺れ
①下肢の痺れ
②足部に限定した痺れや痛み
2. 痛み（侵害受容性疼痛）
3. 間欠性跛行
4. 足趾変形
5. 爪の異常
6. 皮疹
7. 紫斑
8. 圧痛を伴う下肢の結節（結節性紅斑とその他の鑑別疾患）
9. 足の色素性病変

10. 臭い，多汗
11. 胼胝・鶏眼・疣贅
12. 胼胝マップ
13. 色調不良
14. むくみ
15. こむら返り（足が攣る）
B 慢性創傷のある患者への対応
1. 足部の潰瘍の基本的な診断
2. 下腿潰瘍の鑑別
3. ガス壊疽と虚血性壊疽
4. 感染（発赤，腫脹，膿）
III 足の疾患 各論
A 運動器疾患
1. 扁平足障害
①成人扁平足
②小児の扁平足
2. 前足部の疾患
①外反母趾
②強剛母趾と制限母趾
③マレットトウ（槌趾），ハンマートウ，クロウトウ（鉤爪趾）
④内反小趾
⑤種子骨障害
⑥モートン病
⑦リウマチ足
3. 後足部の疾患
①足底腱膜炎
②外脛骨障害
③アキレス腱症
④足根管症候群
⑤後脛骨筋腱機能不全

⑥足根洞症候群
⑦足根骨癒合症
4. 足関節の疾患
B 外傷（骨折と靱帯損傷）
1. 画像診断
2. 対応
C 浮腫
D 下肢救済
1. 足病変の診断と治療方針
2. 糖尿病性足病変
①血流障害
②神経障害 フェルトと装具
③糖尿病足感染と糖尿病足骨髄炎
④シャルコー足
3. 糖尿病管理の基本
4. 糖尿病の周術期管理と栄養管理
5. 閉塞性動脈硬化症
①血行再建（EVTと外科的血行再建術）
②疼痛管理
③補助療法
④薬物療法
⑤運動療法
6. Buerger病
7. Blue toe syndrome
8. 下肢静脈瘤
9. 深部静脈血栓症
E 爪
1. 爪・足白癬
2. 巻き爪，陥入爪，爪甲肥厚

3. 爪と腫瘍
F その他
1. 膠原病・類縁疾患
①膠原病（関節リウマチなど）
②関節リウマチ以外の膠原病・類縁疾患
2. 結晶性関節炎（痛風関節炎・CPPD関節炎）
3. レストレスレッグス症候群（むずむず脚症候群，下肢静止不能症候群）
IV 足診療の基礎知識
A 足部の解剖
1. 骨格
2. 筋肉，腱，靱帯
3. 血管
4. 神経
5. 関節可動域
B 歩行周期

索引

コラム
● 足趾MTP関節の可動域訓練
● 神経障害と圧迫療法
● 体液の再分配
● 母趾の退化？
● 機能的制限母趾
● 「いつまで履かなきゃいけないんですか？」
● 爪白癬の治療ゴールをどこにすべきか

全日本病院出版会 〒113-0033 東京都文京区本郷3-16-4 Tel：03-5689-5989
www.zenniti.com Fax：03-5689-8030

PEPARS No.190：49-54, 2022

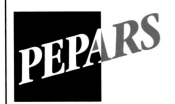

◆特集／こんなマニュアルが欲しかった！形成外科基本マニュアル[1]

重症下肢虚血(CLTI)

辻 依子*1 寺師浩人*2

Key Words：重症下肢虚血(critical limb ischemia；CLI)), chronic limb threatening ischemia；CLTI, WIfI 分類(WIfI classification), 重症度分類(limb severity), ガイドライン(guideline)

Abstract これまで虚血肢の重症度分類には Fontaine 分類や Rutherford 分類のように虚血の程度のみが目安とされてきたが，近年，糖尿病患者の増加に伴い，高度虚血ではないが，感染合併により下肢大切断のリスクが高い虚血肢が増加してきた．そのため 2014 年米国血管外科学会から，創傷(Wound)，虚血(Ischemia)，感染(foot Infection)の３つの情報を加味した虚血肢の重症度分類である WIfI 分類が提唱された．WIfI 分類では１年後の下肢大切断のリスクによって重症度を４段階に分けており，血行再建の適応や予後判定などにも有用であると報告されている．虚血肢の治療には血行再建医と創傷治療医の連携が必須であるが，WIfI 分類は治療方針や予後を推定するうえで，血行再建医と創傷治療医の共通認識になるため，我々形成外科医は WIfI 分類を熟知する必要がある．

はじめに

以前は，下肢動脈の血流障害が原因の足潰瘍・壊疽の病態を CLI(critical limb ischemia，重症下肢虚血)と呼んでいた．CLI の重症度(Fontaine 分類，Rutherford 分類)は下肢血流障害の程度で定義されており，血行再建術の適応は下肢血流障害のみで判断していた．しかし糖尿病患者の増加に伴い，高度虚血がなくても感染併発や足潰瘍・壊疽の状態によっては，下肢大切断となる可能性が高い虚血肢が増加した．すなわち，高度虚血がなくても感染を合併し救肢のためには血行再建が必

要な症例を経験する機会が増えてきた．そのため虚血肢治療において，創傷(Wound)，虚血(Ischemia)，感染(foot Infection)の３つを包括的に評価(WIfI 分類[2])する必要があるとして，2017 年ヨーロッパ血管外科学会において虚血肢を CLTI(chronic limb threatening ischemia)と呼ぶことが提唱された[1]．日本においては，日本血管外科学会で和訳が議論され，「包括的高度慢性下肢虚血」と訳語がつけられた．WIfI 分類は足の創傷，虚血，感染の３つから足病変の重症度を分類し，ステージングしたもので，足病変を客観的に判断できる指標となっている．虚血だけでなく創傷や感染も評価項目に含まれている WIfI 分類は，CLTI 治療において血行再建医との共通言語となり得るため，我々形成外科医も熟知しておく必要がある．この稿において WIfI 分類について解説する．

*1 Yoriko TSUJI, 〒650-0017 神戸市中央区楠町 7 丁目 5 番 1 号 神戸大学大学院医学研究科形成外科学分野足病医学部門，特命教授
*2 Hiroto TERASHI, 同大学大学院医学研究科形成外科学，教授

表 1. Wound grading

Grade	ulcer	gangrene	臨床的描出
0	なし	なし	安静時疼痛のみ，創傷なし
1	足趾に小さく浅い潰瘍を認める．末節骨以外の骨露出を認めない	なしまたは末節骨に限局	小組織欠損足趾（2 本以内）の切断または植皮で救肢可能
2	踵部以外の足部の骨，関節，腱が露出した深い潰瘍	足趾に限局した壊死	大組織欠損足趾（3 本以上）の切断または標準的な TMA 切断±植皮で救肢可能
	浅い踵部の潰瘍		
3	前・中足部の広範で深い潰瘍	前・中足部に及ぶ広範な壊死	広範囲組織欠損リスフラン切断やショパール切断，皮弁被覆あるいは複雑な創管理を行うことのみで救済可能
	全層に及ぶ踵部潰瘍	全層に及ぶ踵部壊死	

(参考文献 2 より引用改変)

表 2. Ischemic grading

Grade	ABI	AP mmHg	TP(TcPO₂) mmHg
0	≧0.80	>100	≧60
1	0.60〜0.79	70〜100	40〜59
2	0.40〜0.59	50〜70	30〜39
3	≦0.39	<50	<30

(参考文献 2 より引用改変)

表 3. WIfI ischemic grade に対応する SPP 値（推奨）

Grade	ABI	AP mmHg	TP(TcPO₂) mmHg	SPP mmHg
0	≧0.80	>100	≧60	≧50
1	0.60〜0.79	70〜100	40〜59	40〜49
2	0.40〜0.59	50〜70	30〜39	30〜39
3	≦0.39	<50	<30	<30

(参考文献 2，4 より引用改変)

WIfI 分類

WIfI 分類は 2014 年に米国血管外科学会から発表され，患肢を創傷（Wound），虚血（Ischemia），感染（foot Infection）の 3 項目をそれぞれ重症度によってグレード 0〜3 の 4 段階に分類し，患肢の重症度を 1 年後の下肢大切断リスクによってステージングしたものである[2]．2019 年に発表された GVG（Global Vascular Guideline）[3]では患肢の重症度判定を，WIfI 分類を用いて行うことを推奨しており（推奨グレード 1，エビデンスレベル C），WIfI 分類が治療方針の決定に重要な役割があると言える．

1．W（創傷）（表 1）

部位によって重症度を分けている．踵部壊死の下肢予後が悪いことから，踵部壊死の重症度が高く設定されている．また潰瘍か壊死かで重症度に差がつけられており，壊死の場合，グレードが 1 段階高く設定されている．

2．I（虚血）（表 2）

原著では，ankle pressure，ABI，toe pressure，TcPO₂（経皮的酸素分圧）値で分類しているが，本邦においては透析患者が多く石灰化のため ankle pressure，ABI 値は治療方針の決定には使いづらいこと，toe pressure や TcPO₂ よりも SPP（皮膚灌流圧，skin perfusion pressure）が広く普及していることから，日本循環器学会/日本血管外科学会合同作成の「2022 年改訂版　末梢動脈疾患ガイドライン」[4]にて，SPP による I グレード分類用の数値が提案されている（表 3）．

表 4. foot Infection grading

Grade	局所感染：①〜⑤ 2 つ以上	SIRS
0	なし	なし
1	皮膚または皮下組織に限局した局所感染 潰瘍周囲の発赤：0.5〜2.0 cm	なし
2	広範な局所感染 皮膚・皮下より深部に感染が及んでいる 潰瘍周囲の発赤：≧2.0 cm	なし
3	局所感染あり	あり

＜局所感染＞
① 腫脹・硬結
② 潰瘍周囲の発赤
③ 圧痛，疼痛
④ 熱感
⑤ 膿汁分泌
SIRS：全身性炎症反応症候群
以下の 2 つ以上が該当
① 体温＞38℃ または＜36℃
② HR90/min
③ RR＞20/min または $PaCO_2$＜32 mmHg
④ WBC＞12,000/μL，あるいは＜4,000/μL，あるいは
　未熟顆粒球＞10%

（参考文献 2 より引用改変）

表 5. WIfI 分類による重症度分類

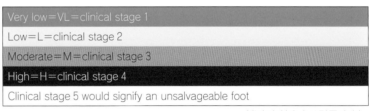

	Ischemia-0				Ischemia-1					Ischemia-2				Ischemia-3			
W-0	VL	VL	L	M	VL	L	M		W-0	L	L	M		L	M	M	
W-1	VL	VL	L	M	VL	L	M		W-1	L	M			M	M		
W-2	L	L	M		M	M			W-2	M							
W-3	M	M							W-3								
	fI-0	fI-1	fI-2	fI-3	fI-0	fI-1	fI-2	fI-3		fI-0	fI-1	fI-2	fI-3	fI-0	fI-1	fI-2	fI-3

W：wound，fI：foot Infection

Very low＝VL＝clinical stage 1
Low＝L＝clinical stage 2
Moderate＝M＝clinical stage 3
High＝H＝clinical stage 4
Clinical stage 5 would signify an unsalvageable foot

（参考文献 2 より引用改変）

3．fI(感染)（表 4）

アメリカ感染症学会の分類を踏襲し，重症度が分類されている．

WIfI 分類による重症度分類（表 5）

W，I，fI を重症度によって 0〜3 の 4 段階に分類することにより，合計 64 分類化している．さらに 1 年後の下肢大切断リスクに基づき，WIfI stage 1 Very low，WIfI stage 2 Low，WIfI stage 3 Moderate，WIfI stage 4 High に分類されている．

WIfI 分類による血行再建術の選択

GVG では血行再建の必要性に関し，虚血重症度（I0〜I3）と WIfI stage（1〜4）を層別化し（図 1），これにより血行再建の可否につき検討するよう薦めている[3]．また，バイパスに利用可能な自家静

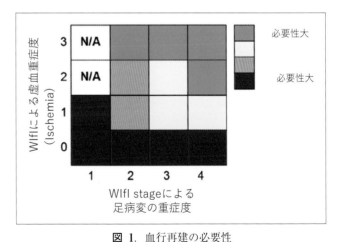

図 1. 血行再建の必要性
（参考文献 3 より引用改変）

表 6-a． GLASS 分類

Femoropopliteal（FP） disease	
0	軽度ないし有意でない SFA 病変（狭窄度 50％未満）
1	・SFA 総病変長が＜1/3（＜10 cm） ・SFA 起始部を含まない単独の SFA 限局性閉塞（＜5 cm） ・軽度あるいは有意でない膝窩動脈病変
2	・SFA 総病変長が 1/3〜2/3（10〜20 cm） ・SFA 総閉塞長＜1/3（＜10 cm）ただし，SFA 起始部閉塞は含まない ・下腿 3 分岐に及ばない限局性膝窩動脈狭窄（＜2 cm）
3	・SFA 総病変長が＞2/3（＞20 cm） ・SFA 起始部からの SFA 閉塞（＜20 cm）または起始部を含まない SFA 閉塞（10〜20 cm） ・下腿 3 分岐に及ばない短区間の膝窩動脈狭窄病変（2〜5 cm）
4	・SFA 総閉塞長が＞20 cm ・膝窩動脈病変＞5 cm または下腿 3 分岐に及ぶ膝窩動脈狭窄病変 ・膝窩動脈閉塞

脈材料を有し，平均的リスクの症例における鼠径靭帯以下末梢病変に対する初回血行再建戦略の決め方については，下肢動脈病変の治療困難度を示す GLASS（Global limb anatomic staging system）分類（表 6-a, b）と，WIfI stage を用いることを薦めている（図 2）[3]．

　本邦で行われた CLTI に対する多施設前向き観察研究である SPINACH 研究において，WIfI 分類が血行再建方法の選択（血管内治療か外科的バイパス術か）に有用であることが報告されている．

この研究では，wound グレード 3（W3）や foot Infection グレード 2，3（fI 2, fI3）の症例においては，血管内治療よりも外科的バイパス術の方が，大切断回避生存率が良好であることが示された[5]．

まとめ

　CLTI 治療では血行再建と創傷管理が車の両輪のように連動しなければ，CLTI 患者の生命予後，下肢予後は悪化する．うまく連動（連携）するために SPP や angiosome などの共通言語が有用で

表 6-a. GLASS 分類つづき

Infrapopliteal（IP）disease

0	軽度あるいは有意でない治療対象動脈経路の病変
1	• 下腿動脈の限局性狭窄病変＜3 cm 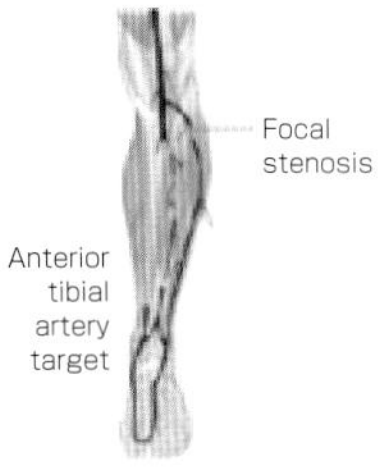
2	• 狭窄病変長が対象動脈全長の 1/3 以下 • 限局性閉塞（＜3 cm） • 脛骨腓骨動脈幹あるいは下腿動脈の起始部を含まない病変 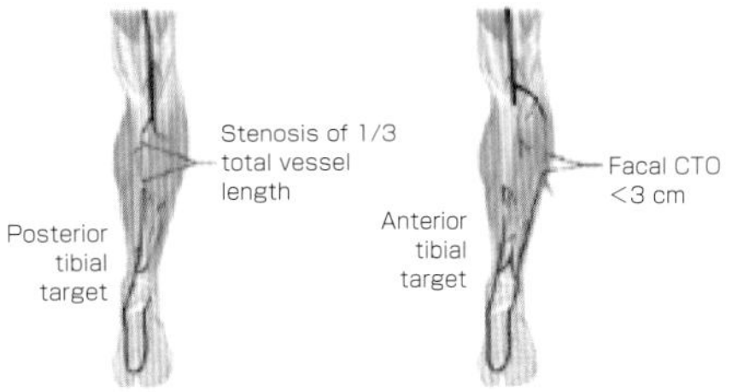
3	• 病変長が動脈全長の 2/3 まで • 全長の 1/3 に及ぶ閉塞病変（下腿動脈起始部を含んでよいが脛骨腓骨動脈幹は含まない） 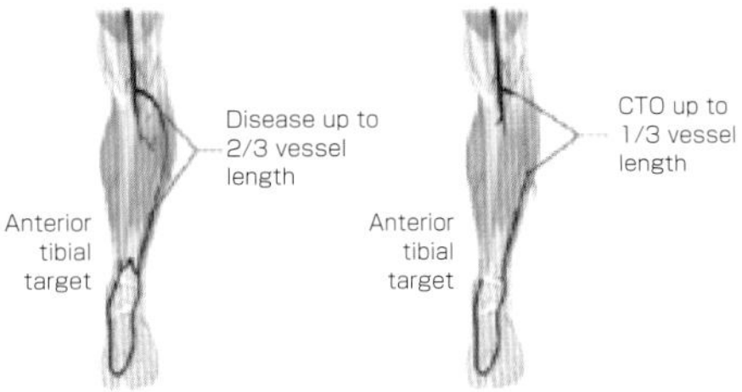
4	• びまん性狭窄病変長が動脈全長の＞2/3 • 閉塞病変長が全長の＞1/3（下腿動脈起始部を含むことあり） • 脛骨腓骨動脈幹の閉塞（前脛骨動脈が治療対象でない場合） 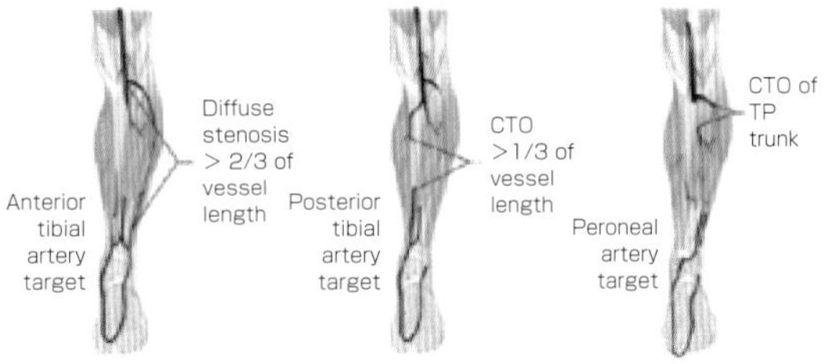

（参考文献 3，6 より引用改変）

表 6-b. GLASS stage の割り当て

FP grade					
4	III	III	III	III	III
3	II	II	II	III	III
2	I	II	II	II	III
1	I	I	II	II	III
0	NA	I	I	II	III
	0	1	2	3	4
	IP grade				

GLASS 分類

GVG で提唱された下肢動脈解剖学的条件のスコアリングシステムである．大腿―膝窩動脈領域病変（FP）と膝下動脈領域病変（IP）でそれぞれ grade 0〜4 の 5 段階で評価し，下肢動脈の解剖学的条件の治療困難度によって GLASS stage I〜III に分類している．

GLASS stage	手技不成功率	1-year LBP
I	＜10%	＞70%
II	＜20%	50〜70%
III	＞20%	＜50%

（参考文献 3，6 より引用改変）

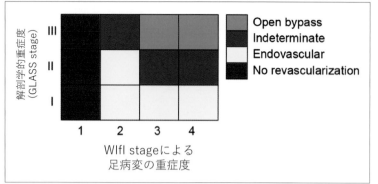

図 2.
GVG が薦める血行再建方法の選択
（参考文献 3 より引用改変）

あったが，一部の地域や一部の医師にしか使われなかった．WIfI 分類は欧州で発表され，その後世界で使用されるガイドラインにおいてその重要性が解説されており循環器内科，血管外科では世界共通の認識になることは間違いない．CLTI 症例に対する治療戦略について血行再建医との共通認識を持ち，足並みをそろえるためにも，我々形成外科医も WIfI 分類を理解し，CLTI 治療に導入すべきであると考える．

参考文献

1) Aboyans, V., et al.：2017 ESC Guidelines on the Diagnosis and Treatment of Peripheral arterial Diseases, in collaboration with the European society for Vascular Surgery（ESVS）. Eur J VAsc Endovasc Surg. **55**：305-368, 2018.
   Summary 欧州心臓病学会，血管外科学会からのガイドライン．CLTI への名称変更について提唱した．
2) Mills, J. L. Sr., et al.：The Society for Vascular Surgery Lower Extremity Threatened Limb Classification System：risk stratification based on wound, ischemia, and foot infection（WIfI）. J Vasc Surg. **59**：220-234, 2014.
   Summary WIfI 分類を提唱した．
3) Conte, M. S., et al.：Global Vascular Guidelines on the management of chronic limb-threatening ischemia. J Vasc Surg. **69**：3S-125S, 2019.
   Summary CLTI の治療指針である GVG を記載している．
4) 日本循環器学会/日本血管外科学会：2022 年改訂版　末梢動脈疾患ガイドライン（班長　東　信良）
   https://www.j-circ.or.jp/cms/wp-content/uploads/2022/03/JCS2022_Azuma.pdf（2022 年 7 月閲覧）
5) Iida, O., et al.：Three-year outcomes of surgical versus endovascular revascularization for critical limb ischemia：The SPINACH study（Surgical Reconstruction Versus Peripheral Intervention in Patients With Critical Limb Ischemia）. Circ Cardiovasc Interv. **10**：e005531, 2017.
6) 東　信良ほか：包括的高度慢性下肢虚血の診療に関する Global Vascular Guidelines ポケットガイド日本語訳版．日血外会誌. **30**：141-162, 2021.

きず・きずあとを扱うすべての外科系医師に送る！

ケロイド・肥厚性瘢痕 診断・治療指針 2018

編集／瘢痕・ケロイド治療研究会

2018年7月発行　B5判　オールカラー　102頁　定価4,180円（本体3,800円＋税）

難渋するケロイド・肥厚性瘢痕治療の道しるべ
瘢痕・ケロイド治療研究会の総力を挙げてまとめました！

目　次

Ⅰ　診断アルゴリズム
1. ケロイド・肥厚性瘢痕の診断アルゴリズム
2. ケロイド・肥厚性瘢痕と外観が類似している良性腫瘍の鑑別診断
3. ケロイド・肥厚性瘢痕と外観が類似している悪性腫瘍の鑑別診断
4. ケロイド・肥厚性瘢痕の臨床診断
5. ケロイド・肥厚性瘢痕の病理診断
6. ケロイド・肥厚性瘢痕の画像診断

JSW Scar Scale(JSS)2015

Ⅱ　治療アルゴリズム
1. 一般施設での加療
2. 専門施設での加療

Ⅲ　治療法各論
1. 副腎皮質ホルモン剤（テープ）
2. 副腎皮質ホルモン剤（注射）
3. その他外用剤
4. 内服薬（トラニラスト，柴苓湯）
5. 安静・固定療法（テープ，ジェルシート）
6. 圧迫療法（包帯，サポーター，ガーメントなど）
7. 手術（単純縫合）
8. 手術（くり抜き法，部分切除術）
9. 手術（Z形成術）
10. 手術（植皮，皮弁）
11. 術後放射線治療
12. 放射線単独治療
13. レーザー治療
14. メイクアップ治療
15. 精神的ケア
16. その他
　　凍結療法／5-FU療法／ボツリヌス毒素療法／脂肪注入療法

Ⅳ　部位別治療指針
1. 耳介軟骨部
2. 耳介耳垂部
3. 下顎部
4. 前胸部（正中切開）
5. 前胸部（その他）
6. 上腕部
7. 肩甲部
8. 関節部（手・肘・膝・足）
9. 腹部（正中切開）
10. 腹部（その他）
11. 恥骨上部
12. その他

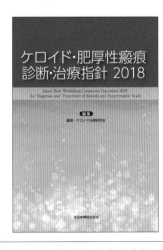

▼check !!

（株）全日本病院出版会

〒113-0033　東京都文京区本郷3-16-4
TEL：03-5689-5989　FAX：03-5689-8030
www.zenniti.com

PEPARS　No.190：56-61，2022

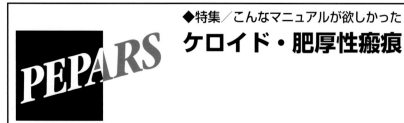

◆特集／こんなマニュアルが欲しかった！形成外科基本マニュアル[1]

ケロイド・肥厚性瘢痕

清水　史明*

Key Words：ケロイド(keloid)，肥厚性瘢痕(hypertrophic scar)，術後電子線照射療法(post-operative electron beam irradiation)，術後ステロイド局注療法(postoperative triamcinolone injection)，JSW Scar Scale

Abstract　　ケロイド・肥厚性瘢痕に対する治療法は様々である．傷跡に加わる物理刺激が増悪因子であるため，傷跡管理においては傷跡の保護，安静が予防と治療の基本となっている．JSW Scar Scale で傷跡の重症度を判断し，「肥厚性瘢痕的性質が強い」場合は，前述の保存的治療や内服治療，副腎皮質ホルモン局所投与療法などを選択する．「ケロイド的性質が強い」場合は，外科的治療や副腎皮質ホルモン剤局注療法などが近年最も多く用いられている．実臨床においては，単独で有効な治療法は存在せず，いくつかのこれら治療法を組み合わせて行われている．外科的切除を行う場合は，それのみでは再発率が高いため，術後電子線照射療法や術後早期ステロイド併用療法などの術後補助療法を組み合わせる必要がある．JSW Scar Scale を用いて瘢痕の重症度を評価して，これを軸として治療戦略を立てる流れについて概説する．

はじめに

　ケロイドや肥厚性瘢痕に対する治療法は様々ある．しかし，これら単独で病変をコントロールすることは難しい[1]．そのため，傷跡の重症度を診断し，その重症度に応じて複数の治療法を組み合わせることが望ましい．近年本邦を中心に，JSW Scar Scale を用いて，傷跡の重症度を評価して，その診断に基づいて病変部位別に治療戦略を立てる治療指針が提示された[2]．本稿では，この JSW scar scale を軸にした治療戦略について概説する．

JSW Scar Scale

　2015 年に，瘢痕・ケロイド治療研究会によって報告された評価方法である[2]．JSW Scar Scale は，分類表と評価表の 2 つを有している．本評価法はケロイド・肥厚性瘢痕を一連の異常瘢痕として捉えている（表 1）．分類表で図に示すリスク因子を評価し，合計点が 0～5 点では「正常瘢痕的性質」，6～15 点では「肥厚性瘢痕的性質」，16～25 点で「ケロイド的性質が強い」と判断される．評価法では，硬結，隆起，瘢痕の赤さ，周囲発赤浸潤，自発痛・圧痛，掻痒についてそれぞれ 0～3 点で評価する．経時的に治療効果を評価することができる．

JSW scar scale の運用

　まず分類表を用いて，傷跡を判断する．スコアが低い，「肥厚性瘢痕的が強い」，「正常瘢痕的性質が強い」場合は，まず保存的治療として，副腎皮質

* Fumiaki SHIMIZU, 〒879-5593　由布市挾間町医大ケ丘 1-1　大分大学医学部附属病院形成外科，診療教授

表 1. JSW Scar Scale

分類表(グレード判定・治療指針決定用)			評価表(治療効果判定・経過観察用)			
リスク因子			**1. 硬結**			
1. 人種	黒色系人種	2	0:な し	1:軽 度	2:中等度	3:高 度
	その他	1				
	白色系人種	0	**2. 隆起**			
2. 家族性	あり	1	0:な し	1:軽 度	2:中等度	3:高 度
	なし	0				
3. 数	多発	2	**3. 瘢痕の赤さ**			
	単発	0	0:な し	1:軽 度	2:中等度	3:高 度
4. 部位	前胸部,肩-肩甲部,恥骨上部	2				
	その他	0	**4. 周囲発赤浸潤**			
5. 発症年齢	0 歳~30 歳	2	0:な し	1:軽 度	2:中等度	3:高 度
	31 歳~60 歳	1				
	61 歳~	0	**5. 自発痛・圧痛**			
6. 原因	不明もしくは微細な傷(ざ瘡や虫刺され)	3	0:な し	1:軽 度	2:中等度	3:高 度
	手術を含むある程度の大きさの傷	0				
現 症			**6. 掻 痒**			
7. 大きさ(最大径×最小径 cm²)	20 cm²以上	1	0:な し	1:軽 度	2:中等度	3:高 度
	20 cm²未満	0				

計 0~18

備考
軽 度:症状が面積の 1/3 以下にある,または症状が間欠的なもの
高 度:症状がほぼ全体にある,または症状が持続するもの
中等度:軽度でも高度でもないもの

8. 垂直増大傾向(隆起)	あり	2
	なし	0
9. 水平拡大傾向	あり	3
	なし	0
10. 形状	不整形あり	3
	その他	0
11. 周囲発赤浸潤	あり	2
	なし	0
12. 自覚症状(疼痛・掻痒など)	常にあり	2
	間欠的	1
	なし	0

計 0~25

備考
0~5 正常瘢痕的性質 (治療抵抗性:低リスク)
6~15 肥厚性瘢痕的性質(治療抵抗性:中リスク)
16~25 ケロイド的性質 (治療抵抗性:高リスク)

＜分類表の使用法＞
＊判定は初診時に行う
(すでに治療が行われている場合問診を参考にし,治療前の症状を可能な限り評価する)
＊範囲の大きいものでは,症状が最も強い部分を評価する
＊複数あるものでは,それぞれにつき,4~12 を個別に評価する(1~3 は共通)

小川 令,赤石諭史,秋田定伯,岡部圭介,清水史明,須永 中,土佐泰祥,長尾宗朝,村尾尚規,山脇聖子:瘢痕・ケロイド治療研究会 ケロイド・肥厚性瘢痕 分類・評価ワーキンググループ. JSW Scar Scale. Available online at:http://www.scar-keloid.com/download.html

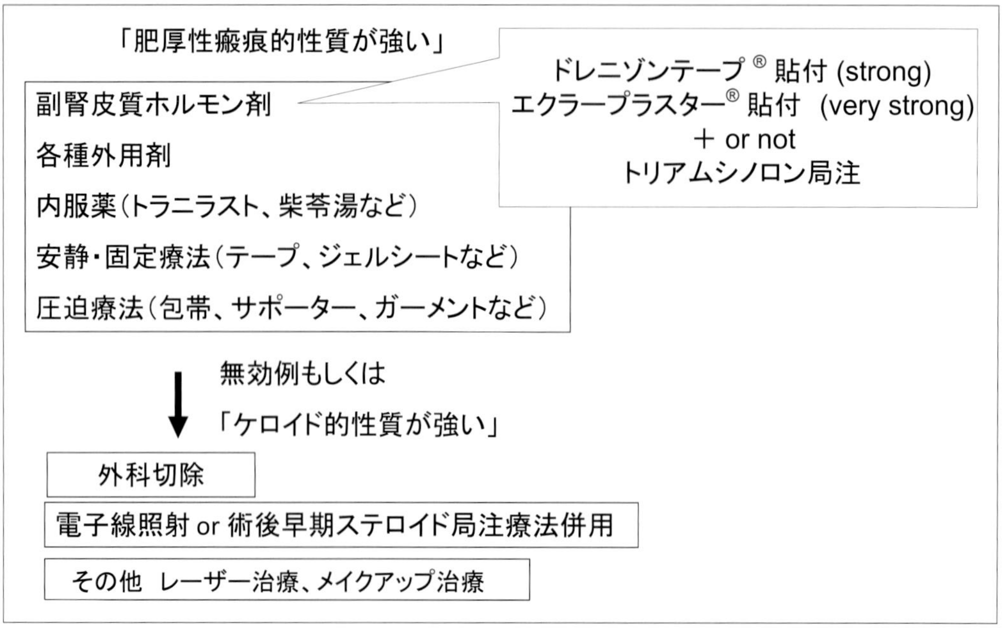

「肥厚性瘢痕的性質が強い」

副腎皮質ホルモン剤

各種外用剤

内服薬（トラニラスト、柴苓湯など）

安静・固定療法（テープ、ジェルシートなど）

圧迫療法（包帯、サポーター、ガーメントなど）

ドレニゾンテープ® 貼付 (strong)
エクラープラスター® 貼付 (very strong)
+ or not
トリアムシノロン局注

無効例もしくは
「ケロイド的性質が強い」

外科切除

電子線照射 or 術後早期ステロイド局注療法併用

その他　レーザー治療、メイクアップ治療

図 1. JSW Scar Scale の分類表による判断を軸とした治療戦略アルゴリズム

ホルモン剤，各種外用剤，内服薬（トラニラスト，柴苓湯など），安静・固定療法（テープ，ジェルシートなど），圧迫療法（包帯，サポーター，ガーメントなど）などの一般的医療施設での治療法が推奨される（図1）．一方で，スコアが高い「肥厚性瘢痕的性質」，「ケロイド的性質が強い」場合は，前述の保存的治療に加えて，副腎ステロイド剤局注療法，外科的治療，放射線治療，レーザー治療，メイクアップ治療などを専門的施設で行われる治療法が推奨される．治療開始後は評価表に基づいて症状の程度をスコア化して，治療効果判定を定期的に行っていく（図1）．

様々な治療

1．副腎皮質ホルモン剤

外用副腎皮質ホルモン剤は，線維芽細胞の増殖抑制作用を有しており，さらにコラゲナーゼ活性を亢進させてコラーゲン分解を促進させ，ケロイド・肥厚性瘢痕を萎縮，平たん化させる効果がある[3)4)]．ケロイド・肥厚性瘢痕に対しては，ODT療法および，局注療法を治療が多く用いられている．

ODT療法は，軟膏外用部をフィルムドレッシングなどにて密閉することによって，軟膏の皮膚

吸収を促進させ，軟膏の薬効を増強させる治療法である．実際は，製剤化されたステロイド含有テープを使用しており，現在本邦では，ドレニゾン®テープ（strong）とエクラー®プラスター（very strong）の2種類がある（図2）．

局注療法のうち本邦で主に用いられている方法として，トリアムシノロン局注療法が挙げられる[5)]．本方法は1961年にHollanderら[6)]に初めて報告され，現在もケロイドに対する保存的治療および外科的治療の後療法の中心に位置付けられている．

2．内服薬（トラニラスト，柴苓湯）

トラニラスト（リザベン®）は，ランダム化比較試験において，ケロイド・肥厚性瘢痕の症状の改善に効果を認めている[7)~9)]．柴苓湯（保険適用なし）は，炎症を軽減する効果があるとされ，線維芽細胞の増殖抑制作用などが確認されている[10)11)]．

3．外科的治療

手術では，瘢痕切除を行うが，その際正常皮膚を極力温存するように瘢痕辺縁もしくは瘢痕内切除を行う．切除後は，十分に辺縁皮下を剥離して，真皮縫合にて創縁を隆起させ，創面を密着させて皮膚縫合を行う．躯幹や四肢では筋膜層で減

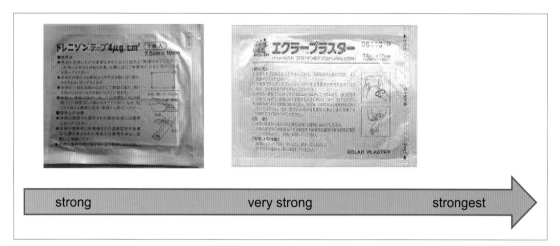

図 2. 副腎皮質ホルモン剤 ODT 療法用の製剤

張縫合を行い，真皮層に張力がかからないよう心掛ける．病変が RSTL（Relaxed Skin Tension Line）と直交している場合や，凹凸のある部位を直線状に橋渡しする形で病変が存在している場合など，必要に応じて Z 形成を施行するようする．躯幹などで緊張が強い場合は，皮弁にて欠損部を再建することで大きな減張が得られる．

4．外科的治療・術後補助療法
外科的治療＋術後早期ステロイド併用療法

1963 年に Murray ら[12]が，ケロイド切除直後にステロイド局注療法を行い再発予防できたという報告以来，有効な治療法として現在に至るまで多く行われている．林ら[13]は，術後早期から 2 週間間隔でステロイド局注療法を開始し，次回の注射までの期間は strongest のステロイド軟膏外用を行う．ステロイド早期投与療法をケロイド・肥厚性瘢痕患者に施行し，その臨床結果が外科的切除＋術後電子線照射療法と比べて同等であったと報告している．

5．術後電子線照射療法

Kal ら[14]は至適な線量は生物学的実効線量（biological equivalent dose；BOD）は 30 Gy 程度と報告している．照射時期については，術後線維芽細胞の増殖は 48 時間以内に起こると報告されていることから[15]，術後早期に電子線照射を開始するようにしており，手術当日からの電子線照射を推奨する．

その他の治療

1．外用剤

「肥厚性瘢痕的性質の強いもの」ではヘパリン類似物質軟膏などで改善を認めることが多い．シリコーンジェルやクリーム（保険適用なし）は海外では多く使用されている[16]．

2．圧迫・保護療法

ケロイド・肥厚性瘢痕は張力で悪化する[17]．テープやジェルシートでの瘢痕の固定が推奨される[18)~20)]．適度な保湿により瘢痕の成熟化が進むと考えられる[21]．圧迫療法は古くから熱傷肥厚性瘢痕の治療に用いられてきた[22]．作用機序は，血管の圧迫による血流の減少，炎症の軽減が考えられている．

3．レーザー治療

ケロイド・肥厚性瘢痕に対するレーザー治療には，現時点で保険適用ではない．色素レーザーや Nd:YAG レーザー，フラクショナルレーザーの文献報告がある[23)24)]．

4．カバーメイクなど

リハビリメイク® など特殊なメディカルメイク技術（メイクアップセラピー）によって，一時的にケロイド・肥厚性瘢痕・成熟瘢痕の外観を改善させることが可能である[25]．

部位別治療戦略

いずれの部位も「肥厚性瘢痕的性質の強い」場合は，副腎皮質ホルモンテープ剤局所投与を用いる．「ケロイド的性質の強い」場合は，副腎皮質ホルモン局注や手術が選択される．手術を選択した場合は，術後放射線治療や副腎皮質ホルモン剤による併用療法を施行すべきである[1]．内服療法なども併用してよい．

1．耳介部

治療戦略については前述の通りである．術後放射線照射を施行する場合は 15 Gy/3 分割/3 日間程度が推奨される[1]．

2．下顎部

ざ瘡から発生することが多い．ざ瘡の治療を並行して行う．副腎皮質ホルモンテープ剤や注射を行ってよいが，ざ瘡の悪化に注意する．術後放射線治療を行う場合は 15 Gy/3 分割/3 日間程度が推奨される[1]．

3．前胸部

縦方向は術後切開創が原因のことが多い．横方向のものは，ざ瘡などが原因の場合が多い．治療戦略は前述の通りである．長い傷には Z 形成が有効である．皮弁法にて創部の減張も有効である．術後放射線治療は 20 Gy/4 分割/4 日間程度が推奨される[1]．

4．上腕部・肩甲部

治療戦略については前述の通りである．術後放射線治療は 20 Gy/4 分割/4 日間程度が推奨される[1]．

5．関節部（手・肘・膝・足）

治療戦略前述の通りである．長軸方向で幅が広くない場合は，全摘して Z 形成術を行うとよい．術後放射線治療は 15 Gy/3 分割/3 日間程度が推奨される[1]．

6．腹　部

手術では，年齢や女性であれば出産希望の有無なども加味して適応を判断する．創が長くなる場合は，腹部中央に Z 形成術を 1 か所入れると水平

方向の張力が解除されてよい．術後放射線治療は 15 Gy/3 分割/3 日間程度が推奨される[1]．恥骨上部の病変では妊孕性を考慮しなくてはいけない．

読者に伝えたいこと・関連事項

現在のところケロイド・肥厚性瘢痕に対して，確実に治癒させる治療法はない．しかし，JSW Scar Scale を用いて傷跡を適切に評価し，治療法を適切に組み合わせることで，多くの症例がコントロール可能になると思われる．

参考文献

1) Ogawa, R.：The most current algorithms for the treatment and prevention of hypertrophic scars and keloids. Plast Reconstr Surg. **125**：557-568, 2010.

2) Ogawa, R., et al.：Diagnosis and treatment of keloids and hypertrophic scars—Japan Scar Workshop Consensus Document 2018. Burns Trauma. **7**：39, 2019.

3) MCCoy, B. J., et al.：In vitro inhibition of cell growth, collagen synthesis, and polyl hydoroxylase activity by triamcinolone acetonide. Proceed Soc F Exp Biol Med. **163**：216-222, 1980.

4) Cohen, I. K., Keiser, H. R.：Collagen synthesis in keloid and hypertrophic sucar following intralesional use of triamcinolone. Surg Forum. **24**：521-523, 1973.

5) 清水史明ほか：ケロイド・肥厚性瘢痕に対するステロイド治療．瘢痕・ケロイドはここまで治せる．小川　令編．154-163，克誠堂出版，2015.

6) Hollander, A.：Intralesional injections of triamcinolone acetonide；A therapy for dermatoses. Antibiot Med Clini Ther. **8**：78-83, 1961.

7) トラニラスト研究班：ケロイドおよび肥厚性瘢痕に対するトラニラストの臨床評価—ヘパリン類似物質を対照薬とした二重盲検比較試験—．西日本皮膚科. **54**：554-571，1992.

8) 難波雄哉ほか：ケロイドおよび肥厚性瘢痕に対するトラニラストの臨床評価—二重盲検比較試験による至適容量の検討—．熱傷. **18**：38-53, 1992.

9) 藤野豊美ほか：トラニラストによる瘢痕ケロイド・肥厚性瘢痕の術後再発予防効果の検討—二重盲検試験クロスオーバー法による—．臨床と研

究. **69**：903-913，1992.

10）荘園ヘキ子ほか．柴苓湯の肥厚性瘢痕形成に対する効果—TGFβシグナルを介したメカニズム—. 瘢痕・ケロイド. **9**：1-7，2005.

11）平松幸恭ほか：ケロイド・肥厚性瘢痕に対する柴苓湯の有用性について. 日形会誌. **28**：549-553，2008.

12）Murray, R. D.：Kenalog and the treatment of hypertrophied scars and keloids in Negroes and Whites. Plast Reconstr Surg. **31**：275-280, 1963.

13）林 利彦ほか：ケロイド/肥厚性瘢痕切除後の早期ステロイド局注/外用療法. 瘢痕・ケロイド. **4**：89-90，2010.

14）Kal, H. B., Veen, R. E.：Biologically effective doses of postoperative radiotherapy in the prevention of keloids. Dose-effect relationship. Strhlenher Onkol. **181**：717-723, 2005.

15）朝倉英男：ケロイドの放射線療法. 手術. **44**：39-45，1990.

16）Yil, N. Y., Frame, J. D.：Evaluation of cynthaskin and topical steroid in the treatment of hypertrophic scars and keloids. Eur J Plast Surg. **19**：162-165, 1996.

17）Ogawa, R.：Keloid and hypertrophic scars are the result of chronic inflammation in the reticular dermis. Int J Moi Sci. **18**(3)：E606, 2017.

18）Ogawa, R.：Mechanobiology of scaring. Wound Repair Regen. **19**：s2-s9, 2011.

19）冨士森良輔：ケロイド治療. 瘢痕・ケロイド. **5**：9-25，2011.

20）土佐泰祥，保阪善昭：【ケロイド・肥厚性瘢痕の最新治療】ケロイド・肥厚性瘢痕の保存的治療. PEPARS. **33**：13-20，2009.

21）Mustoe, T. A., Gurjala, A.：The role of the epidermis and the mechanism of action of occlusive dressings in scaring. Wound Repair Regen. **19**：16-21, 2011.

22）Garcia-Velasco, M., et al.：Compression treatment of hypertrophic scars in burned children. Can J Surg. **21**(5)：450-452, 1978.

23）Jin, R., et al.：Laser therapy for prevention and treatment of pathologic excessive scars. Plast Reconstr Surg. **132**(6)：1747-1758, 2013.

24）Koike, S., et al.：YAG laser treatment for keloids and hypertrophic scars：an analysis of 102 cases. Plast Reconstr Surg Glob Open. **2**(12)：e272, 2015.

25）飯村剛史ほか：熱傷後瘢痕患者におけるリハビリメイクによる外観および精神面の改善の検討. 瘢痕・ケロイド. **7**：31-34，2013.

日本美容外科学会会報
Vol.44 特別号

美容医療診療指針（令和3年度改訂版）

編集
厚生労働科学研究費補助金　地域医療基盤開発推進研究事業
美容医療における合併症実態調査と診療指針の作成及び医療安全の確保に向けた
システム構築への課題探索研究班【美容医療に関する調査研究班】
美容医療診療指針作成分科会

協力
一般社団法人 日本美容外科学会(JSAPS)／一般社団法人 日本形成外科学会／
一般社団法人 日本美容皮膚科学会／公益社団法人 日本皮膚科学会／
一般社団法人 日本美容外科学会(JSAS)

5学会が協力して作り上げた
「令和元年度美容医療診療指針」に改訂や
追加を行った令和3年度改訂版が出来上がりました！

日本美容外科学会会報
2022 Vol.44 特別号
美容医療診療指針
（令和3年度改訂版）

JSAPS

JOURNAL OF JAPAN SOCIETY OF
AESTHETIC PLASTIC SURGERY

日美外報
J. JSAPS

全日本病院出版会

C O N T E N T S

A 研究の背景
B 研究目的
C 研究方法
D 研究結果　美容医療診療指針（令和3年度改訂版）

第1章　シミ・イボ【改訂・追加】
第1節　シミ（日光黒子(老人性色素斑)・肝斑)に対するレーザー治療
第2節　シミ（後天性真皮メラノサイトーシス：ADM)に対するレーザー治療
第3節　イボ・ホクロ(脂漏性角化症，表皮母斑，母斑細胞母斑)に対するレーザー治療

第2章　シワ・タルミ【改訂・追加】
第1節　シワ・タルミに対するレーザー等の機器治療
第2節　シワ・タルミに対する吸収性フィラー(充填剤)注入治療
第3節　シワ・タルミに対する非吸収性フィラー(充填剤)による治療
第4節　シワ・タルミに対するボツリヌス菌毒素製剤による治療
第5節　シワ・タルミに対する多血小板血漿(PRP)療法
第6節　シワ・タルミに対するスレッドリフト治療

第3章　乳房増大術【追加】
第1節　乳房増大に対する吸収性フィラー(充填剤)による治療
第2節　乳房増大に対する非吸収性フィラー(充填剤)による治療
第3節　乳房増大を目的とした脂肪注入術

第4章　腋窩多汗症【追加】
第1節　腋窩多汗症に対するマイクロ波治療

第5章　脱毛治療【追加】
第1節　レーザー等機器による脱毛治療

第6章　美容医療における医療安全【追加】

2022年9月発行　B5判　104頁
定価 4,400円（本体 4,000円＋税）
ISBN：978-4-86519-814-0

全日本病院出版会　〒113-0033 東京都文京区本郷 3-16-4　Tel：03-5689-5989
http://www.zenniti.com　Fax：03-5689-8030

PEPARS No.190 : 63-71, 2022

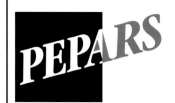

陰圧閉鎖療法

赤松 　順*1　杉田直哉*2

Key Words：陰圧閉鎖療法(Negative pressure wound therapy；NPWT)，洗浄付加(NPWT with instillation or irrigation)，切開縫合創(surgical wound)，腹部開放管理(open abdomen management)，陰圧維持管理装置(system for NPWT)，局所陰圧処置材料(topical filler for NPWT)

Abstract 　WBP(創面環境調整)に基づいた拡大 TIME 理論は，2019 年には，R：修復や再生，S：社会関連と個人関連を加味した TIMERS として深化した．その中で陰圧閉鎖療法(以下，NPWT)は，湿潤環境調整，創傷閉鎖や組織修復に対する治療として位置づけられている．最近では，慢性期創傷のみならず，急性期創傷や救命的な治療手段として用いられるようになった．さらには開放創のみならず閉鎖創にまで適用範囲を拡げている．関連する診療科が増加するとともに，特定看護行為においても積極的な導入が求められ，治療場面が外来や在宅にも拡大している．治療時に考慮すべきことや，診療報酬上の制限など基本的事項を提示する．

はじめに

陰圧閉鎖療法(以下，NPWT)は，本邦で保険収載後10余年が経過し，多くの急性および慢性創傷管理の一般的な治療手段となった[1]．当初，肉芽形成や創収縮が治療目標であったが，急性期の感染創や壊死組織の除去，高エネルギー外傷による皮膚軟部組織損傷に対する初期治療や腹部救急領域の急性期創傷における救命的な治療手段として，適応範囲が拡大してきた．さらに，縫合創に対する優位性も認められ，開放創のみならず閉鎖創にまで治療領域が広がっている．基礎研究や臨

床データ，経験に基づいて，社会的な問題も含めて利点・欠点のバランスを保つ最善の努力が求められる．NPWT の一助となる基本的な項目を概観する．

NPWT の基礎

NPWT は，創傷面に対して陰圧半閉鎖とする開放創傷管理の補助治療で，局所陰圧処置材料(表 1)を半閉鎖ドレープで密閉し，排液，吸引するシステムが基本構造である(図 1)．陰圧の直接・間接効果で，創傷治癒環境を安定化し，血流を増加させ，細胞過程(プロセス)を強力に刺激する変形(deformation)をきたし，肉芽形成を促進し創治癒を加速させる(表 2)．

*1 Jun AKAMATSU，〒780-8522　高知市大川筋1丁目1-16　近森病院形成外科，部長
*2 Naoya SUGITA，同，部長

表 1. 局所陰圧処置材料（フィラー，充填物）

素材	コットン	ポリビニールアルコールフォーム	ポリウレタンフォーム（ポリエーテルタイプ）
一般名			ROCF-G
商品名 （会社名）	コットンフィラー (S & N)	ホワイトフォーム (3M & KCI)	フォームフィラー (S & N) グラニュフォーム (3M & KCI) ブルーフォーム (3M & KCI) グラニュフォームシンプレイス EX (3M & KCI) ブルーフォーム (3M & KCI)
構造	網目	孔が少なく高密度	連続気孔性
疎水性	疎水性	疎水性	疎水性
孔サイズ		200～1,000 μm	400～600 μm（フォームフィラー）（グラニュフォーム） 45 pores/inch＝1,770 μm（ブルーフォーム）
特徴	• 糸が縮れて網目が粗い • 重ねるとふんわり弾力あり • 立体的で収縮しやすい	• 網状ではなく高密度で孔が少ない • 引っ張りに強く切断され難い • 瘻孔への挿入と抜去が容易 • 深い瘻孔，ポケット，疼痛の強い，肉芽形成を抑えたい	• 孔と孔の間の素材が支柱となり陰圧下でも孔の開存を保つ • 陰圧がフォーム全体に伝わる • 陰圧を創面全体に均一に分配 • 過剰な滲出液，および感染性老廃物の除去がスムーズ • 様々な形状の創にフィット
使用時 注意点	• 1層4枚重ねロールタイプ • 8層32枚重ね程度で使用 • 使用前に生食で湿らせる	• 吸引度-125 mmHg より弱くしない	

b. 難治創傷に対する NPWT i-d 治療用

素材	ポリウレタンフォーム	ポリウレタンフォーム	ポリウレタンフォーム
一般名	ROCF-V	ROCF-C	ROCF-CC
商品名 （会社名）	ベラフロフォーム (3M & KCI)	ベラフロクレンズフォーム (3M & KCI)	ベラフロクレンズチョイスフォーム (3M & KCI)
構造	連続気孔性	連続気孔性	連続気孔性
疎水性	ROCF-G より弱い	ROCF-V よりさらに弱い	ROCF-V よりさらに弱い
孔サイズ	400～600 μm	400～600 μm	400～600 μm (macro column：φ1 cm)
特徴	• ROCF-G より引っ張り力や引き裂き力に強い • 疎水性が弱い ・洗浄液を創底に均等に注入可能 ・フォーム材を確実に除去可能 ・陰圧を均等に伝達	• ROCF-V より更に親水性が高い • ROCF-V より抗張力が高くちぎれにくい ・創部の浸漬，洗浄，フラッシングに効果的 ・創部の洗浄を優先 ・過度な肉芽組織形成を抑制 ・複雑な形状の創傷の充填に適している ・創末端部の視認が困難な部位にも使用可能	• ROCF-C と同様の材質で，水の透過性が高い • 多層構造とコンタクトフォームの併用で追従性が良くなる ・創部の浸漬，洗浄，フラッシングに効果的 ・効率的に粘稠性の滲出液や感染性老廃物などの除去 ・コンタクトフォームの独特のデザインで，治療進行を促進 【コンタクトフォーム】独特なデザイン 　洗浄液の周期的な注入と創部の浸漬 　貫通孔を有し，高粘張性の滲出液や感染物を除去 　創面への「物理的刺激」で治療進行促進 【薄型カバーフォーム・厚型カバーフォーム】 　コンタクトフォームに重ねて使用 　スラフや不活化組織の残存する創底の WBP に効果的
使用時 注意点			ポケット挿入時，コンタクトフォームの貫通孔内の肉芽のブリッジングで取り出せなくなることがあるので，貫通孔の位置の工夫，一部の開放などの配慮を行う

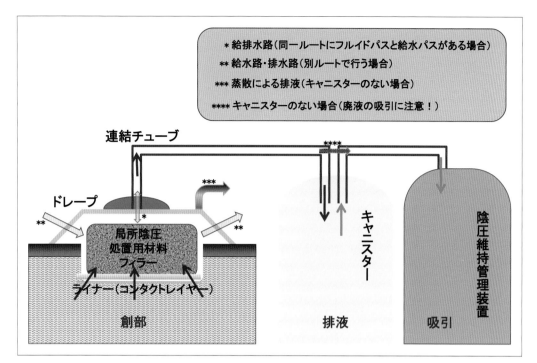

図 1. NPWT 基本構造

（文献 1 の図 2 を改変引用）

種々の NPWT

1．洗浄を付加した NPWT

持続洗浄を行うタイプは IW-CONPIT と NPWT ci である．いずれも，給水路・排水路の設定と洗浄量で治療効果が異なる．保険適用はない．NPWT i-d は，間欠洗浄型専用機器を用いて洗浄液滴下-浸漬，陰圧療法を交互に施行する（表 2）．洗浄付加で，感染創，臨界的定着，人工物露出などにも適応が拡大した．適切に設定された持続洗浄が，間欠洗浄型より高度な感染への適応範囲が広い[1]．適正使用に関する本邦エキスパートの Consensus Document がある[2]．

2．外来での NPWT

2022 年の診療報酬改定で，外来で使用できる単回使用陰圧創傷治療システムが保険収載された（表 3）．今後，専門資格を得た特定看護師により，在宅での治療機会の増加が見込まれる．

3．予防的 NPWT

i NPWT のメカニズムは，横方向の張力を低減し死腔縮小効果[3]，リンパドレナージによる浮腫軽減など[4][5]，新たな視点があり興味深い．切開創縫合創に用いる予防的 NPWT は，SSI 高リスク症例で，SSI 発生を低減するが，創離開，血腫や漿液腫形成，皮膚や脂肪壊死，皮膚や筋膜裂開，水疱形成の抑制，コスト削減効果など更なる検討が必要とされ，各種学会の提言も含め課題がある[6]．

2022 年度診療報酬改定で，SSI に関する基準は若干緩和されたが，施設基準，疾患による制限は維持され，使用機器により算定法が区分され，本邦では，『3M™Prevena™切開創管理システム』使用時は手術医療機器加算，それ以外の『単回使用陰圧陰圧創傷システム』使用の場合は，手術当日の特定医療材料のみの保険償還となった（表 3）．便宜上，前者を ci NPT，後者を i NPWT と区別して呼称するのがわかりやすい．

4．腹部開放創への NPWT

ダメージコントロール手術で再開腹を前提とする場合や腹部コンパートメント症候群の腹腔内圧を低下させる場合の，腹部開放（open abdomen）管理に用いる．2 社より機器が提供されている．
① ABTHERA® ドレッシングキット（腹腔面に縫

表 2. 陰圧閉鎖療法に関する用語・略語

用語・略語	内　容	備　考
NPWT	陰圧閉鎖療法	
t NPWT	Traditional NPWT：従来の陰圧閉鎖療法	患者満足度，QOL，治療効果，経済性で使用を最適化する[14]
s NPWT	Single-use NPWT：単回使用陰圧閉鎖療法	
i NPWT	incisional NPWT：切開創への陰圧閉鎖療法	ドレン留置等多様性あり．保険適用外
ci NPWT	Closed incisional NPWT：切開縫合創陰圧閉鎖療法	i NPWT とほぼ同義
ci NPT	Closed incisional Negative Pressure Therapy：切開縫合創陰圧閉鎖療法	切開創管理用システム使用．保険適用
NPWT i-d	NPWT instillation & dwell time：間欠洗浄型陰圧閉鎖療法，周期的浸漬洗浄機能付加 NPWT	滴下注入と浸漬 漬け置き洗い[2]
NPWT ci	NPWT continuous irrigation：持続洗浄型陰圧閉鎖療法，灌流，洗浄	種々の給水路，排水路のルート設定．流し洗い[2]
IW-CONPIT	Intra Wound Continuous Negative Pressure and Irrigation Treatment：創内持続陰圧洗浄療法	タフグリップ・メラサキューム 持続的に陰圧負荷と洗浄を施行[2]
連続/間欠[13]	Continuous mode/Intermittent mode：陰圧閉鎖療法の治療モード 強陰圧（調整可能）　連続　　-0mmHg　　　強陰圧（調整可能）　間欠　　-0mmHg	肉芽形成能（間欠＞連続）
AI モード[13]	Adjustable Intermittent mode 『RENASYS◇TOUCH 創傷治療システム』の間欠モード （強陰圧，低陰圧ともに設定可能）	強陰圧（調整可能）　低陰圧（調整可能）
DPC モード[13]	Dynamic Pressure Control mode 『V.A.C.Ulta® 治療システム』の間欠モード （強陰圧は設定可能．低陰圧は−25 mmHg に固定）	強陰圧（調整可能）　-25mmHg
CALM システム	Circulated Air Lasting Monitoring 『RENASYS◇TOUCH 創傷治療システム』のセンシング機構	エアフィルターより空気を取り込みシステム内に気流を作り装置内内蔵センサーで設定陰圧を維持する．
ROCF[1]	Reticulated Open Cell Foam：網状連続気泡フォーム	NPWT 用フィラー
Macro column	ROCF-CC のコンタクトフォームにおけるφ1 cm の孔	貫通孔・マクロカラム
filler	フィラー：充填物	NPWT 処置用材料
liner	ライナー：内張り，コンタクトレイヤー	
Macrostrain	Macrodeformation[1]：創傷全体の変形	NPWT の作用機序の理解に重要
Microstrain	Microdeformation[1]：創傷の微小変形（細胞伸展による効果）	
細胞プロセス	物理的刺激で細胞・細胞間情報伝達が惹起されることによる，ミクロレベルでの創傷治癒関連細胞の動向	
TIMERS	TIME（2003 年）→Extended TIME（2012 年）→TIMERS[10]（2019 年）と深化．創傷治療の基本．創傷管理に必要な実践的手段のまとめ． T：組織管理．I：炎症と感染．M：湿潤バランス．E：上皮縁部．R：組織の再生と修復．S：社会的要因	治癒サービス環境など患者環境を包括した概念．WBP，上皮辺縁，医療経済と QOL の問題，全人的・全身的評価を骨格としている．

表 3. 難治性創傷に対する NPWT 診療報酬 （令和 4 年診療報酬改定に準拠）

	J003 局所陰圧閉鎖処置(入院)(1 日につき)	J003-2 局所陰圧閉鎖処置(入院外)(1 日につき)
処置点数	1 100 cm²未満 1,040 点 初回加算 1,690 点 2 100 cm²以上 200 cm²未満 1,060 点 初回加算 2,650 点 3 200 cm²以上 1,100 点 初回加算 3,300 点 ○持続洗浄加算 500 点 初回貼付に限り ○新生児(×3)乳幼児(3 歳未満)(×2)幼児(3 歳以上 6 歳未満)(×1.5) ○骨髄炎又は骨膜炎を伴う難治性創傷の場合, 持続洗浄加算ではなく, J040-2 局所灌流の骨膜・骨髄炎に対するものを1,700 点/日を算定する	1 100 cm²未満 240 点 初回加算 1,690 点 2 100 cm²以上 200 cm²未満 270 点 初回加算 2,650 点 3 200 cm²以上 330 点 初回加算 3,300 点
注意点 算定要件	●持続洗浄加算, J040-2 局所灌流(骨膜・骨髄炎)を算定する場合： (診療報酬明細書の摘要欄；医学的理由及び医学的根拠を詳細に記載) ●特定保健医療材料の局所陰圧閉鎖処置用材料使用した場合のみ算定可. ●切開創手術部位感染のリスクを軽減目的で使用した場合は算定不可. ●単回使用の機器を使用し算定する場合は, 特定保健医療材料の局所陰圧閉鎖処置用材料を併せて算定した日に週 3 回に限り算定可 (入院患者の単回使用機器の費用は J003 の点数に含まれ, 別に算定不可)	
特定医療材料	159 局所陰圧処置用材料 18 円/cm²	180 陰圧創傷治療用カートリッジ 1,980 点 一般的名称「単回使用陰圧創傷治療システム」 159 局所陰圧処置用材料 18 円/cm²
難治性創傷	a. 外傷性裂開創(一時閉鎖が不可能なもの) b. 外科手術後離開創・開放創 c. 四肢切断端開放創 d. デブリードマン後の皮膚欠損創	

	縫合創への予防的 NPWT 診療報酬	腹部開放創用 NPWT 診療報酬
適応	e. 術後縫合創(手術後切開創手術部位感染のリスクを低減する目的のみ) SSI による高リスク患者の縫合創に対し, 閉鎖環境を維持し管理された陰圧を付加し浸出液を除去することで,SSIのリスク軽減を目的とする.	腹部開放管理(open abdomen management) ① ダメージコントロール手術で再開腹を前提とする. ② 腹部コンパートメント症候群で腹腔内圧を低下させる.
注意点 算定要件	① 特定入院料の算定： A301 特定集中治療室管理料 A301-3 脳卒中ケアユニット入院医療管理料 A301-4 小児特定集中治療室管理料 A302 新生児特定集中治療室管理料 A303 総合周産期特定集中治療室管理料 ② 次に掲げる疾患等の患者： ア) BMI が 30 以上の肥満症の患者 イ) 糖尿病患者のうち, HbA1c が JDS 値で 6.6%以上(NGSP 値で 7.0%以上)の者 ウ) ステロイド療法を受けている患者 エ) 慢性維持透析患者 オ) 免疫不全状態にある患者 カ) 低栄養状態にある患者 キ) 創傷治癒遷延をもたらす皮膚疾患又は皮膚の血流障害を有する患者 ク) 手術の既往が有る者に対して, 同一部位に再手術を行う患者 ※いずれに該当するか診療報酬の明細欄に詳細を記入	10 日を限度として算定. J003 は併せて算定できない ① 下記の特定入院料の算定 A300 救命救急入院料 A301 特定集中治療室管理料 A301-4 小児特定集中治療室管理料 A302 新生児特定集中治療室管理料
償還方法 特定医療材料等	『単回使用陰圧創傷システム』特定保険医療材料(手術当日のみ)で償還 切開創手術部位感染のリスクを軽減する目的の場合 J003 は算定できない. 特定保険医療材料(手術当日のみ)として保険償還 159 局所陰圧処置用材料 18 円/cm² 180 陰圧創傷治療用カートリッジ 1,980 点 『3M™ Prevena™切開創管理システム』手術医療機器等加算 K939-9 切開創局所陰圧閉鎖処置機器加算 5,190 点	○治療中の処置料 J003-3 局所陰圧閉鎖処置(腹部開放創) 1,100 点/1 日 ○ドレッシングキット交換時の処置料と材料費 K000 創傷処理 筋肉, 臓器に達するもの 1 長径 5 cm 未満 1,400 点 2 長径 5 cm 以上 10 cm 未満 1,880 点 3 長径 10 cm 以上 ロ その他のもの 2,690 点 202 腹部開放創用局所陰圧閉鎖キット 101,000 円 初回使用から 10 日を限度に 5 枚に限り算定できる.

表 4. 陰圧閉鎖療法の実施(局所陰圧処理材料の選択と施行方法)

	内　容	備　考
臨床的効果	• 刺激遮断 • 湿潤環境維持 • 保温効果 • 過剰滲出液や感染性老廃物除去 • 浮腫軽減 • 創面の固定安定化 • 安静度制限緩和や汚染防止による療養環境改善 • 入院期間短縮	半閉鎖状態
禁忌	• 主要な血管，血管等吻合部位，神経，臓器が露出している創傷 • 臓器と交通する瘻孔や，髄液瘻や消化管瘻，肺瘻など陰圧負荷で難治の可能性がある創傷 • 痂皮を伴う壊死組織の残存や未治療の骨髄炎 • QOL 向上など緩和ケアへの使用を除く悪性腫瘍がある創傷など	
貼付手技	創部周囲の貼付環境構築(フィルム材貼付時の気密性確保) • 周辺皮膚の性状不良 • フィルム固定源の不足 • フィルム貼付部位の凹凸，不整 • フィルム貼付部位の立体構造	Wound Hygiene 創傷衛生
貼付手技	フィラー貼付法，充填方法 • マッシュルーム法(創が小さく時に，マッシュルーム型フィラーの柄の部分を創に充填する) • ブリッジング法(2 か所以上の治療部位をフィラーで連続させる) • アイランド・テクニック(吸引ポートを創部より離れた部分に導く) • エレファント・テクニック(ブリッジングが体表面を離れて行われた場合) • サンドウィッチ・テクニック(フィラーで手足を挟み込んでドレーピングする) • Twisted Wing Technique[1]	
貼付手技	• 開始前のスキンコンディショニング：洗浄，保湿，浸軟防止 • 実施時の皮膚保護：フィルム保護，皮膚被膜剤の活用 • リーク防止手段：RENASYS® ジェルパッチ，用手形成皮膚保護剤，ハイドロコロイドなど	Wound Hygiene 創傷衛生
	NPWT 種類の選択 • 洗浄を付加した NPWT(IW-CONPIT，NPWT ci，NPWT id) • 外来，在宅での NPWT(表 5-b　携帯型陰圧維持管理装置) • 腹部開放創への NPWT • 予防的 NPWT • 植皮，人工真皮への NPWT	
治療変数	吸引圧の設定目安[12] • 標準的創面　−125 mmHg〜　疼痛を誘発しない圧まで下げる. • 重要臓器に接する場合　−75〜−50 mmHg • 虚血肢　−100〜−50 mmHg(SPP 40 mmHg，−50 mmHg で有効) • 植皮の固定　−75〜−50 mmHg • 手指，足趾の全周性密閉治療時　−50 mmHg 以下	小児は低め
	連続治療/間欠治療[13](AI モード，DPC モード)表 2　UNO の圧遷移は緩やか	
	V.A.C.® ベラフロ治療　NPWT i-d　注入洗浄と浸漬時間 • 洗浄液の充填量(6〜500 ml)：創傷容積の 80％程度が目安 • 浸漬時間(1 秒〜30 分)：初期設定 10 分 • V.A.C.® 治療(3 分〜12 時間)：初期設定 3.5 時間 • 設定陰圧(−50〜−125 mmHg) • 初期設定　−125 mmHg	包括的洗浄 Whole washing
コンタクトレイヤー	• エスアイメッシュ • メピテルワン • ソーバクトコンプレス 　コンタクトレイヤーの選択が，NPWT における効果を，部分的に決定する	ライナー

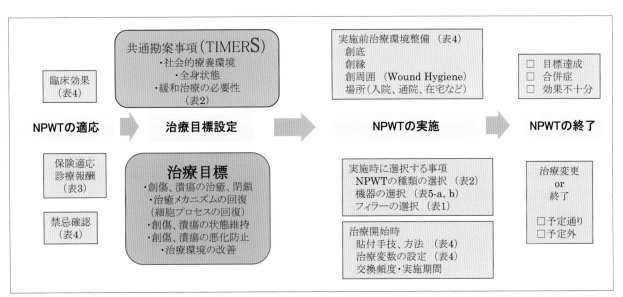

図 2. 陰圧閉鎖療法施行　手順

合不要の保護レイヤーを敷き詰め腹腔内容を保護し，その表面の腹壁欠損部に対してブルーフォームをフィラーとしてドレープで貼付する．InfoV.A.C.AB 型陰圧維持管理装置を使用するが，V.A.C.Ulta 型や InfoV.A.C.A 型でも代用可能である．② RENASYS◇アブドミナルキットを用いて RENASYS◇TOUCH で陰圧維持管理する．既存のベーカー法と比較し専用キット使用による生存率向上を示唆する報告がある[7]．

5．植皮固定，人工真皮への NPWT

NPWT による植皮片の固定は，1990 年，中山らの報告[8]が最初である．背部，殿部などの広い身体の背側面や，逆タイオーバーを要する四肢，凹凸局面のある関節部に対して簡便，有効な固定法として有用である．保険適用により，多くはメッシュ植皮後の固定に使用してきたが，閉鎖縫合に対する有用性が示されシート状植皮に対しても，母床のリンパドレナージにより環境改善が期待できるとともに安静度の緩和，早期リハビリテーションによる ADL 維持に貢献する報告[9]もあり，TIMERS[10]の S：社会関連と個人関連の質の向上に寄与する．

NPWT の実施（表 4）

実際の NPWT 施行にあたっては，共通の勘案事項を考慮する．NPWT 施行手順を図 2 に示す．臨床効果，保険適用，禁忌で適応を決定し，治療目標に合わせて，局所，環境整備[11]を行い，NPWT の種類，機器，フィラーを選択する（表 5-a，b）．貼付手技，治療変数を設定し[12)13)]，交換間隔，実施期間など目標に応じて治療を行う．

露出した臓器，血管，人工血管や悪性腫瘍上に対しては禁忌である．ライナーの使用により可能となる場合もあるが，注意が必要である．皮膚，組織の脆弱性や接着剤アレルギーは相対的禁忌である．

まとめ

NPWT 施行時に考慮すべき事項は多岐に渡るが，更なる有益な治療の選択肢が増えることが期待される．

参考文献

1) 赤松　順ほか：【外科系医師必読！形成外科基本手技 30―外科系医師と専門医を目指す形成外科医師のために―】難治性創傷に対する陰圧閉鎖療法．PEPARS. **159**：136-144，2020.
2) 榊原俊介ほか：洗浄を付加した各種 NPWT 法（NPWT ci・NPWT i-d）の適正使用を目指して．形成外科．**61**(10)：1280-1282，2018.
3) Shu, H., et al.：Negative pressure wound therapy

表 5-a. 据置型陰圧維持管理装置(入院)一覧　（一般的名称：陰圧創傷治療システム）

販売名	V.A.C.Ulta® 治療システム	ActiV.A.C.® 治療システム	InfoV.A.C.® 治療システム
会社名	3M ＋ KCI		
電池	リチウムイオン充電池		
キャニスター	300 ml(ゲル化剤あり) 1,000 ml(ゲル化剤あり) 500 ml(ゲル化剤あり) 500 ml(ゲル化剤なし)	300 ml(ゲル化剤あり)	500 ml(ゲル化剤あり) 1,000 ml(ゲル化剤あり)
陰圧設定範囲 (連続モード)	NPWT：$-25 \sim -200$ mmHg (25 mmHg 刻み) NPWTid：$-50 \sim -200$ mmHg (25 mmHg 刻み)	NPWT：$-25 \sim -200$ mmHg (25 mmHg 刻み)	NPWT：$-25 \sim -200$ mmHg (25 mmHg 刻み)
治療モード	NPWT：V.A.C.® 治療モード NPWTid；V.A.C.® ベラフロ治療モード	連続/間欠	連続/間欠
吸引度	高/中/低	高/中/低	高/中/低
間欠モード	DPC モード： NPWT・NPWTi-d ともに (-25 mmHg⇔$-50 \sim -200$ mmHg) 立上がり時間：1〜10 分(1 分刻み) 立下り時間　：1〜10 分(1 分刻み)	間欠運転時間：1〜10 分 (1 分刻み) 間欠休止時間：1〜10 分 (1 分刻み)	間欠運転時間：1〜10 分 (1 分刻み) 間欠休止時間：1〜10 分 (1 分刻み)
サイズ	21.7×26.0×19.1 cm	19.3×15.2×6.8 cm	23.0×22.0×17.5 cm
重量	3.35 kg	1.08 kg	2.89 kg(500 ml キャニスター装着時)
バッテリー 持続時間 (充電時間)	標準治療時　最長6時間 (約4時間)	約14時間 (約6時間)	約6時間 (約4時間)
連結チューブ	3M™SensaVERAT.R,A,C.™パッド	3M™SensaT.R,A,C.™パッド	
	SensaT.R,A,C.® テクノロジー；フルイッドパス+センシングパス2か所→4か所に分岐. Vera-fro 用は, 更に給水パス内蔵		

販売名	RENASYS◇TOUCH 創傷治療システム
会社名	smith & nephew
電池	リチウムイオン充電池
キャニスター	300 ml(ゲル化剤あり) 800 ml(ゲル化剤あり) 300 ml(ゲル化剤なし)
陰圧設定範囲 (連続モード)	NPWT：-25, -40, -50, -60, -70, -80, -90, -100, -120, -140, -160, -180, -200 mmHg
治療モード	連続/間欠
吸引度	
間欠モード	AI モード 高陰圧；-25, -40, -50, -60, -70, -80, -90, -100, -120, -140, -160, -180, -200 mmHg 低陰圧；0, -25, -40, -50, -60, -70, -80, -90, -100, -120, -140, -160, -180 mmHg サイクル時間 高陰圧；3, 5, 8, 10 分/低陰圧；2, 3, 5, 8, 10 分
サイズ	18.0×19.0×7.6 cm(300 ml キャニスター装着時)
重量	1.1 kg(300 ml キャニスター装着時)
バッテリー 持続時間 (充電時間)	10〜16 時間($-25 \sim -120$ mmHg) 8 時間(-200 mmHg)
連結チューブ	ソフトポート CALM システム；表2参照

表 5-b. 携帯型陰圧維持管理装置（入院・外来・在宅）一覧

概要	単回使用型陰圧維持管理装置		
一般的名称	単回使用陰圧創傷治療システム		
販売名	SNaP® 陰圧閉鎖療法システム	PICO◇7 創傷治療システム	UNO
会社名	3M ＋ KCI	smith & nephew	CMI（センチュリーメディカル）
動作方法	非電動型（定荷重バネ）	単3アルカリ電池2本	単3電池2本
治療期間	キャニスターに依存	7日間	15日間
キャニスター	60 m*l*, 150 m*l*	なし（超吸収層で保持，フィルムよりの蒸散）	70 m*l*
陰圧設定	−125 mmHg（60 m*l*, 150 m*l*）'−75 mmHg（60 m*l*）	−80 mmHg	−80/−125 mmHg−30～−80/−30～−125 mmHg（Variable モード；3分周期でなだらかに上下）
治療モード	連続	連続	連続/間欠（Variable モード）
ドレッシング（フィラー）	ハイドロコロイドドレッシング（ROCF；ブルーフォーム）	水蒸気透過性の高いトップフィルム（IV3000）超吸収層スペーサー層（AIRLOCK◇テクノロジー）シリコーンゲル塗布の創接触層（一体型フィラーなし）	アクリル系接着剤ポリウレタン，アクリル共重合体シリコーン系接着剤（一体型フィラーなし）

on closed surgical wounds with dead space. Ann Plast Surg. **76**(6)：717-722, 2016.

4）Killpad, D. V., et al.：Evaluation of closed incision management with negative pressure wound therapy（CIM）：Hematoma/seroma and involvement of the lymphatic system. Wound Repair Regen. **19**：588-596, 2011.

5）Lalezari, S. L., et al.：Deconstructing negative pressure wound therapy. Int Wound J. **13**：1-9, 2016.

6）清水潤三：【NPWT（陰圧閉鎖療法）を再考する！】Incisional negative pressure wound therapy. PEPARS. **167**：40-45, 2020.

7）Cheatham, T. W., et al.：Prospective study examining clinical outcomes associated with a negative wound therapy system and Barker's vacuum packing technique. World J Surg. **37**：2018-2030, 2013.

8）Nakayama, Y., et al.：A new method for the dressing of free skin grafts. Plast Recostr Surg. **86**：1216-1219, 1965.

9）千田恵理奈ほか：下肢の全層植皮後に床上安静を要しなかった後期高齢者の3症例―陰圧閉鎖療法による植皮の固定―. 日形会誌. **39**：205-210, 2019.

10）Atkin, L., et al.；Implementing TIMERS：the race against hard-to-heal wounds. J Wound Care. **28**(suppl3a)：S1, 2019.

11）Murphy, C., et al.：International consensus document. Defying hard-to-heal wounds with an early antibiofilm intervention strategy：Wound hygiene. J Wound Care. **29**(suppl3b)：S1-28, 2020.

12）片平次郎ほか：【NPWT（陰圧閉鎖療法）を再考する！】NPWT のサイエンス update. PEPARS. **167**：1-9, 2020.

13）石川昌一ほか：【NPWT（陰圧閉鎖療法）を再考する！】間欠モードの理論と実践. PEPARS. **167**：47-55, 2020.

14）Hurb, T., et al.：International Consensus Panel Recommendations for the Optimization of Traditional and Single-Use Negative Pressure Wound Therapy in the Treatment of Acute and Chronic Wounds. Wounds. **33**(suppl2)：S1-S11, 2021.

PEPARS No.190：72-77, 2022

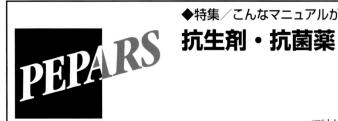

◆特集／こんなマニュアルが欲しかった！形成外科基本マニュアル[1]

抗生剤・抗菌薬

西村礼司[*1]　平山晴之[*2]　宮脇剛司[*3]

Key Words：感染症(infection)，抗菌薬(antibacterial agent)，手術部位感染症(surgical site infection)，頭蓋顔面外科(craniofacial surgery)，手の外科(hand surgery)

Abstract　手術は形成外科の根幹であるが，どのような手術であっても感染症のリスクが伴う．ひとたび感染症が生じれば手術結果が大きく損なわれる．このため，形成外科医は手術手技の研鑽とともに感染症の予防・治療にも習熟する必要がある．

　手術部位感染を予防するためには，手術中から術後短期間の細菌増殖を抑えることが目標となる．一方，手術部位感染が成立した後の治療は一律ではなく，状況に合わせた対応が必要となる．本稿では，頭蓋顎顔面領域から頭頸部再建と頭蓋顎顔面骨折を，四肢領域から化膿性腱鞘炎，骨髄炎，壊死性筋膜炎をピックアップして解説した．

はじめに

　手術は形成外科の根幹であり，手術には必ず感染症リスクが伴う．手術の技術が進歩している現代においても，ひとたび感染症が生じれば手術結果は大きく損なわれ，時に死に直結することもあり得る[1]．本稿では，形成外科領域の周術期感染症について概説する．

手術部位感染の予防

　手術部位感染(以下，SSI)の原因は，基本的に手術中に生じる術野の細菌汚染である．多少の術野汚染があったとしても，初期の段階で細菌増殖が抑えられればSSIは発生しない．したがってSSIの予防は，手術中から術後数時間の間に細菌増殖を抑えることが重要になる[2]．

　SSI予防は，①手術中の汚染を防ぐ対策と②汚染があっても細菌増殖を抑える対策に分けられる．①には術前の除毛や入浴，手術時の手洗いや消毒，ドレープ，手袋や器械の交換，ドレーン留置，などが含まれる．②には予防的抗菌薬投与，禁煙，血糖コントロール，栄養管理，などが含まれる．予防的抗菌薬は手術開始前60分以内に初回投与を行うことが推奨されている．予防的抗菌薬は術野を汚染する可能性の高い菌を想定して選択するため，清潔手術では皮膚常在菌を対象にセフェム系やペニシリン系を用いる(表1)．

[*1] Reiji NISHIMURA，〒105-8471　東京都港区西新橋3-19-18　東京慈恵会医科大学形成外科学講座，講師
[*2] Haruyuki HIRAYAMA，同，助教
[*3] Takeshi MIYAWAKI，同，教授

表 1. 推奨抗菌薬の例

カルバペネム系のような広域抗菌薬は安易に用いない．継続投与が必要な場合には，
薬剤感受性試験結果に合わせて変更する．

手術条件	ターゲット	抗菌薬例
清潔手術	皮膚常在菌（黄色ブドウ球菌，連鎖球菌）	第一世代セファロスポリン系（セファゾリン） ペニシリン系（アンピシリン/スルバクタム）
準清潔手術	皮膚常在菌＋グラム陰性桿菌，嫌気性菌	セファロマイシン系（セフメタゾール） ペニシリン系（アンピシリン/スルバクタム）
MRSA 感染	MRSA	バンコマイシン

手術部位感染の治療

　SSI が成立した後の治療は一律ではなく，状況に合わせた対応が必要になる．周術期に生じた炎症の原因が感染症と推定されるなら，ターゲットとする「感染臓器」と「起因菌」を決めて，感染臓器に「移行性」が良く，起因菌を「スペクトラムに収めている」抗菌薬を選んで使用することが基本戦略である[3]．抗菌薬のスペクトラムの広さと有効性とは必ずしも比例しない．もちろん，起因菌を絞れない場合や重症例ではエンピリカルに抗菌薬を使用することも多い．抗菌薬はその選択だけでなく，投与する早さも予後に影響するため，緊急時には広域スペクトラムから開始することも合理的である[3]．また，膿瘍のように限局化した感染では抗菌薬が無効であることが多く，切開・ドレナージが必要となる．

　以下に，頭蓋顎顔面領域と四肢における特徴的な SSI とその対応を挙げる．

頭蓋顎顔面領域の感染症

1．頭頸部再建における SSI

　頭頸部再建における周術期予防抗菌薬は，口腔内に手術操作が及ぶか否かによって選択すべきである．耳下腺癌などの口腔を開放しない術野では黄色ブドウ球菌や連鎖球菌をターゲットとしてセファゾリンを使用し，口腔癌や下咽頭癌等の口腔を開放する術野では口腔内嫌気性菌や連鎖球菌をターゲットとしてアンピシリン・スルバクタムやセフメタゾールなどが推奨されている[4]．当然，術前の局所における細菌培養検査で耐性菌の検出

歴がある場合は，検出菌に合わせて抗菌薬を選択すべきであることは言うまでもない．

　また，術後に血腫を形成すると感染を生じたり，皮弁の血管茎や移植床血管を圧迫する可能性があるため，閉創時は必要に応じて閉鎖式持続吸引ドレーンを留置する．一方で，人工関節置換術術後の閉鎖性吸引ドレーンの経時的なドレーン先端の培養では，術後24時間までは細菌汚染はほぼなかったが，それ以後は徐々に増加していたという報告[5]があり，長期間留置は SSI 予防の観点から望ましくない．頭頸部再建手術では術後ドレーンの留置期間に関して各施設が独自の基準を用いており，標準化にはさらなる調査が必要である．

　頭頸部再建手術後に SSI を生じると皮弁壊死のみではなく，最悪の場合敗血症や頸動脈破裂等の致死的合併症を引き起こす可能性があるため早急な介入が求められる．

　臨床所見で SSI が疑わしい場合は，血液検査，画像検査，細菌培養検査を行い，感染部位や膿瘍形成の有無を検索する．その後抗菌薬投与による治療を開始し，ドレナージやデブリードマンが必要と判断した場合には速やかに行い，感染の鎮静化を図る．

2．頭蓋顎顔面骨骨折

　頭蓋顎顔面骨骨折で注意すべき感染症は，主に前頭蓋底骨折や側頭蓋底骨折に合併する髄液漏に伴う髄膜炎である．髄液漏は鼻や耳から流出する明らかに透明な液体として認められるが，受傷後初期においては血液が混ざるため，ダブルリングサイン（流出物をペーパータオルで吸収した際，外側は透明な液体で内側は血性の液体で輪状に染ま

73

表 1. 推奨抗菌薬の例

表 2. 用語の解説

Kernig 徴候	仰臥位，股関節と膝関節を 90°とし，膝を保持して踵をゆっくり持ち上げていく． 抵抗により 135°以上伸展できなければ陽性
Brudzinski 徴候	仰臥位で患者の頭部を他動的に前屈させる． 股関節および膝関節に屈曲が生じれば陽性
Jolt-accentuation	2〜3 回/秒周期で頚部を自動的または他動的に側方に振る． 頭痛が増悪すれば陽性．
LRINEC スコア	以下のスコアの合計で壊死性筋膜炎のリスクを評価する．あくまで保助的ツールである． CRP≧15(mg/dl)：4 点 WBC 15,000〜25,000(/μl)：1 点，WBC＞25,000(/μl)：2 点 Hb 11.0〜13.5(g/dl)：1 点，Hb＜11.0(g/dl)：2 点 Na＜135(mEq/l)：2 点 Cre＞1.59(mg/dl)：2 点 Glu＞180(mg/dl)：1 点 5 点以下：Low risk，6〜7 点：Intermediate risk，8 点以上：High risk

る所見)が有用である[6]．髄膜炎の症状として発熱，頭痛，意識の変容等があり，身体所見として項部硬直，Kernig 徴候，Brudzinski 徴候，Jolt-accentuation 等がある(表 2)．髄膜炎は発症から治療開始までの時間が予後に影響するため，早急に検査と治療を行うことが重要である．

また，前頭洞骨折に伴う晩期合併症である粘液嚢腫や慢性感染症も重要である．前頭洞には管状構造としてではなく前頭窩から鼻腔や前篩骨洞へ直接大きく開口することが多い nasofrontal out-flow tract(以下，NFOT)が存在する(以前は鼻前頭管と呼ばれていた)．前頭洞は粘膜上皮で覆われており，左右 2 つの NFOT から中鼻道へ粘膜排出物をドレナージしている．NFOT の損傷を認めた場合，現在では多くの外科医が前頭洞充填術や前頭洞の頭蓋化を選択している．NFOT の閉塞や前頭洞充填術の際の不完全な処置に起因する粘液嚢腫は晩期合併症で最も頻度が高く，徐々に周囲の骨を侵食し，頭蓋内や眼窩に進展する場合がある．手術治療が望ましく，鼻内的に NFOT の開放が不可能な場合は嚢胞全摘と前頭洞充填術が必要となる．前頭洞の慢性感染症である慢性前頭洞炎が進行して脳膿瘍や前頭骨骨髄炎を引き起こすことがあり，治療に難渋することも多い[6)7]．特に前頭骨骨髄炎が原因で骨膜直下に膿瘍を形成し，前頭部が腫脹した場合を Pott's puffy tumor と呼ぶ[8]．いずれも抗菌薬治療に加え，外科的治療が必要になることが多い．

症例(図 1)：39 歳，男性

7 歳時に線維性異形成症と診断され，17 歳時に左前頭骨病変を摘出した．39 歳時に疼痛を伴う前頭部腫脹が出現し，各種検査を行い前頭洞粘液嚢腫感染の診断となった．冠状切開で展開し，粘液嚢腫を切開し膿汁を排出した．両側の前頭洞前壁を切除し，前頭洞内の粘膜を切除した後，骨表面をダイヤモンドバーで削り，前頭洞の頭蓋化を行った．NFOT は線維性異形成症の病変で完全に閉塞していた．頭蓋骨骨膜弁と遊離前外側大腿皮弁を前頭部に充填した．術後 4 年時点で再発はなく，経過良好である．

四肢の感染症

1．化膿性腱鞘炎

手指の創から細菌が侵入した際，適切な治療が行われなければ化膿性腱鞘炎のリスクが高まる．感染が重症化すれば，可動域制限を残し，指の切断に至ることもあるため早期診断と治療が重要である．診断には Kanavel の 4 徴候：① 指の軽度屈曲肢位，② 腱鞘に沿った圧痛，③ 指の腫脹，④ 指の他動的伸展時の疼痛，が有用である．しかし，感染初期から 4 徴全てが揃うことは少なく，腫脹に伴う自発痛もしくは他動伸展時の痛みがあれば感染を疑う[9]．初期であれば，抗生剤投与のみで治療できる例がある．しかし，治療を開始してか

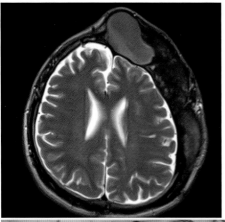

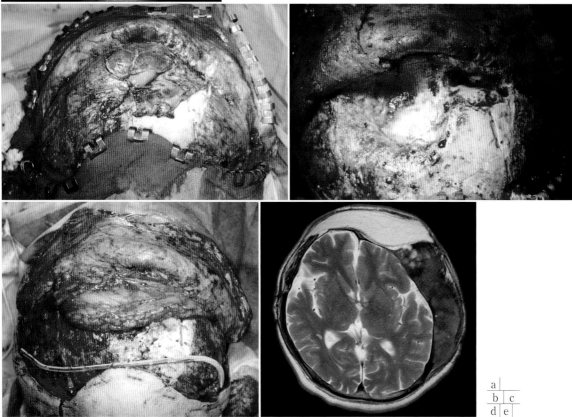

図 1. 症例

a：術前 MRI T2 強調画像．前頭洞粘液囊腫を認めた．

b：術中写真．粘液囊腫を切開し膿汁を排出した．

c：術中写真．前頭洞内の粘膜を切除した後，骨表面をダイヤモンドバーで削り，前頭洞の頭蓋化を行った．

d：術中写真．頭蓋骨骨膜弁と遊離前外側大腿皮弁を前頭部に充填した．

e：術後 4 年時 MRI T2 強調画像．術後 4 年時点で再発は認めない．

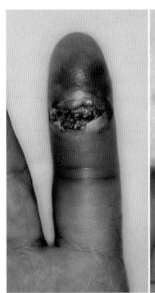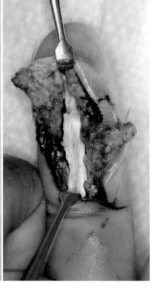

図 2.
示指の挫創から生じた化膿性
腱鞘炎
腱実質まで感染が及んでいた.

ら12〜24時間以内に改善傾向が見られなければ,手術が望ましい[9](図2).外科的治療は,切開排膿だけでなく,感染した軟部組織を切除する.術中所見に基づく重症度分類としてMichon分類(Stage 1：滑液が漿液性,Stage 2：滑液が膿性,Stage 3：腱鞘/腱壊死)が用いられる.デブリードマン後に持続灌流療法を併用することで感染制御率を上げることができる.創内にチューブを留置し,生理食塩水を持続的に灌流させる[10].

起因菌は黄色ブドウ球菌が多いが,慢性の場合には抗酸菌の感染を疑う.手指の慢性的な腫脹を認めるが,CRPはほとんど上昇しない.診断には,一般細菌培養に加えて,PCR,病理検査,抗酸菌培養を提出する必要がある[11].

2．骨髄炎

骨髄炎は,病態から①血行性と②直達性に分けられる.SSIに伴う骨髄炎の大部分は直達性である.骨髄炎の診断には,MRIに加えて骨生検による組織培養が望ましい[12].特に慢性化した骨髄炎では,血行の乏しい腐骨や細菌のバイオフィルムが抗菌薬の到達を妨げるために,手術によるデブリードマンと長期の抗生剤治療を併用する必要がある[12].感染した腐骨を除去した後の死腔周囲も血流が悪く,全身投与した抗菌薬が移行しづらい.このため抗菌薬の局所投与も行われる.骨セメント,リン酸カルシウム,自家骨などに抗菌薬

を混合し死腔に充填する他,髄腔内に抗生剤を直接持続注入することで抗菌薬の濃度を局所的に高く維持する方法も報告されている[13].

3．壊死性筋膜炎

壊死性筋膜炎は,バイタルサインや炎症反応の急激な変化と皮膚の視診所見が乖離するという特徴がある[14].これは,感染の主座が浅筋膜にあり,初期には皮膚まで炎症が及ばないためである.同じ理由で,深筋膜まで炎症が及ぶまではCKも上昇しない.感染は急速に拡大し約50%が死亡する.SSIとしてよりもむしろ,軽微な外傷を契機に発症することが多い.

早期に壊死性筋膜炎と蜂窩織炎を鑑別する補助ツールとして,LRINEC(Laboratory Risk Indicator for Necrotizing Fasciitis)スコアが有用であるが[14],最終的な診断には試験切開が不可欠である(表2).特に初期では,皮膚切開しても悪臭や膿ではなくさらさらとした漿液性の浸出液を認めるのみである(図3).浅筋膜層に指を入れるとほとんど抵抗なく剝離できる(finger test 陽性).壊死性筋膜炎が強く疑われた場合には,緊急で広範囲の皮膚切開とデブリードマンを行う.初回手術から12〜24時間後にsecond-look surgeryを行い,創内の評価と追加デブリードマンを行う.毎日数回の洗浄を行い,感染の拡大が疑われる場合には連日であってもデブリードマン手術を行う必要が

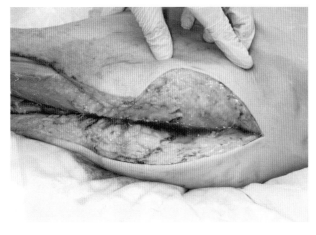

図 3.
壊死性筋膜炎では，膿ではなく漿液性の
液体が流出する．

ある[15]．

まとめ

SSI の対策として予防が重要である．ひとたび
SSI が発生すれば，状況に合わせた速やかな対応
が必要となる．

参考文献

1) 宮脇剛司：【頭蓋顎顔面外科の感染症対策】編集企
画にあたって．PEPARS. **133**：前付 1，2017.
Summary 頭蓋顎顔面領域の感染症に関する特
集号．重要であるが重視されづらい感染症にス
ポットライトを当て，複数科の視点から多角的に
検討している．
2) 針原　康：術中感染対策のエビデンス．外科．
82：7-11，2020.
3) 青木　眞：感染症診療の基本原則．レジデントの
ための感染症マニュアル第 4 版．青木　眞編．
921-970，医学書院，2020.
Summary 記載が簡潔で，版を重ねてアップ
デートされており，レジデント以上にとっても本
特集の補完に役立つマニュアル．
4) 公益社団法人日本化学療法学会/一般社団法人日
本外科感染症学会：術後感染予防抗菌薬適正使用
のための実践ガイドライン．2016.
http://www.chemotherapy.or.jp/guideline/
jyutsugo_shiyou_jissen.pdf
5) Drinkwater, C. J., et al.：Optimal timing of wound
drain removal following total joint arthroplasty.
J Arthroplasty. **10**：185-189, 1995.
6) 宮脇剛司ほか：頭蓋および頭蓋底骨折．AO 法
骨折治療　頭蓋顎顔面骨の内固定　外傷と顎矯
正手術．下郷和雄監修．245-267，医学書院，2017.
7) 石田勝大：【頭蓋顎顔面外科の感染症対策】前頭洞
を含む頭蓋骨骨折の治療と遅発性合併症の治療．
PEPARS. **133**：45-53，2018
8) 松林里絵ほか：Pott's puffy tumor を呈した 1 例．
小児感染免疫．**18**(3)：266-268，2006.
9) Koshy, J. C., Bell, B.：Hand infections. J Hand
Surg Am. **44**：46-54, 2019.
10) 根本孝一ほか：手指化膿性腱鞘炎に対する閉鎖式
持続灌流療法．日手会誌．**6**：582-585，1989.
11) 原　章ほか：非結核性抗酸菌感染による手の化
膿性腱鞘炎に対する治療戦略．日手会誌．**32**：
404-407，2016.
12) 岡　秀昭：骨関節感染．感染症プラチナマニュア
ル Ver.7．岡　秀昭編．422-454，メディカル・
サイエンス・インターナショナル，2021.
13) 高原俊介：骨軟部組織感染症治療の歴史的変遷-
overview．臨床整形外科．**57**：329-343，2022.
14) 沢田泰之：救急対応が必要な細菌感染症（壊死性
筋膜炎，ガス壊疽など）．Prog Med. **35**：1857-
1862，2015.
15) 三浦千絵子，館　正弘：壊死性筋膜炎．形成外
科．**57**：1373-1382，2014.

FAX による注文・住所変更届け

改定：2015 年 1 月

　毎度ご購読いただきましてありがとうございます．

　読者の皆様方に小社の本をより確実にお届けさせていただくために，FAX でのご注文・住所変更届けを受けつけております．この機会に是非ご利用ください．

◇ご利用方法

　FAX 専用注文書・住所変更届けは，そのまま切り離して FAX 用紙としてご利用ください．また，注文の場合手続き終了後，ご購入商品と郵便振替用紙を同封してお送りいたします．**代金が 5,000 円をこえる場合，代金引換便とさせて頂きます．**その他，申し込み・変更届けの方法は電話，郵便はがきも同様です．

◇代金引換について

　本の代金が 5,000 円をこえる場合，代金引換とさせて頂きます．配達員が商品をお届けした際に，現金またはクレジットカード・デビットカードにて代金を配達員にお支払い下さい(本の代金＋消費税＋送料)．(※年間定期購読と同時に 5,000 円をこえるご注文を頂いた場合は代金引換とはなりません．郵便振替用紙を同封して発送いたします．代金後払いという形になります．送料は定期購読を含むご注文の場合は頂きません)

◇年間定期購読のお申し込みについて

　年間定期購読は，1 年分を前金で頂いておりますため，代金引換とはなりません．郵便振替用紙を本と同封または別送いたします．送料無料，また何月号からでもお申込み頂けます．

　毎年末，次年度定期購読のご案内をお送りいたしますので，定期購読更新のお手間が非常に少なく済みます．

◇住所変更届けについて

　年間購読をお申し込みされております方は，その期間中お届け先が変更します際，必ずご連絡下さいますようよろしくお願い致します．

◇取消，変更について

　取消，変更につきましては，お早めに FAX，お電話でお知らせ下さい．

　返品は，原則として受けつけておりませんが，返品の場合の郵送料はお客様負担とさせていただきます．その際は必ず小社へご連絡ください．

◇ご送本について

　ご送本につきましては，ご注文がありましてから約 1 週間前後とみていただきたいと思います．お急ぎの方は，ご注文の際にその旨をご記入ください．至急送らせていただきます．2〜3 日でお手元に届くように手配いたします．

◇個人情報の利用目的

　お客様から収集させていただいた個人情報，ご注文情報は本サービスを提供する目的(本の発送，ご注文内容の確認，問い合わせに対しての回答等)以外には利用することはございません．

　その他，ご不明な点は小社までご連絡ください．

株式会社 全日本病院出版会　〒113-0033 東京都文京区本郷 3-16-4-7F
電話 03(5689)5989　FAX03(5689)8030　郵便振替口座 00160-9-58753

FAX 専用注文書

形成・皮膚 2209

年　月　日

○印	PEPARS	定価(消費税込み)	冊数
	2023年1月〜12月定期購読(送料弊社負担)	44,220 円	
	PEPARS No.183 乳房再建マニュアル ―根治性，整容性，安全性に必要な治療戦略― 増大号	5,720 円	
	PEPARS No.171 眼瞼の手術アトラス―手術の流れが見える― 増大号	5,720 円	
	バックナンバー(号数と冊数をご記入ください) No.		

○印	Monthly Book Derma.	定価(消費税込み)	冊数
	2023年1月〜12月定期購読(送料弊社負担)	43,560 円	
	MB Derma. No.320 エキスパートへの近道！間違いやすい皮膚疾患の見極め 増刊号	7,700 円	
	MB Derma. No.314 手元に1冊！皮膚科混合薬・併用薬使用ガイド 増大号	5,500 円	
	バックナンバー(号数と冊数をご記入ください) No.		

○印	瘢痕・ケロイド治療ジャーナル		
	バックナンバー(号数と冊数をご記入ください) No.		

○印	書籍	定価(消費税込み)	冊数
	ここからマスター！手外科研修レクチャーブック	9,900 円	
	足の総合病院・下北沢病院がおくる! ポケット判 主訴から引く足のプライマリケアマニュアル	6,380 円	
	明日の足診療シリーズII　足の腫瘍性病変・小児疾患の診かた	9,900 円	
	カラーアトラス 爪の診療実践ガイド 改訂第2版	7,920 円	
	イチからはじめる美容医療機器の理論と実践 改訂第2版	7,150 円	
	臨床実習で役立つ形成外科診療・救急外来処置ビギナーズマニュアル	7,150 円	
	足爪治療マスターBOOK	6,600 円	
	明日の足診療シリーズI　足の変性疾患・後天性変形の診かた	9,350 円	
	日本美容外科学会会報　Vol.42　特別号 「美容医療診療指針」	2,750 円	
	図解 こどものあざとできもの―診断力を身につける―	6,160 円	
	美容外科手術―合併症と対策―	22,000 円	
	運動器臨床解剖学―チーム秋田の「メゾ解剖学」基本講座―	5,940 円	
	グラフィック リンパ浮腫診断―医療・看護の現場で役立つケーススタディ―	7,480 円	
	足育学　外来でみるフットケア・フットヘルスウェア	7,700 円	
	ケロイド・肥厚性瘢痕 診断・治療指針 2018	4,180 円	
	実践アトラス 美容外科注入治療　改訂第2版	9,900 円	
	ここからスタート！眼形成手術の基本手技	8,250 円	
	Non-Surgical 美容医療超実践講座	15,400 円	

年　　月　　日

住 所 変 更 届 け

お 名 前	フリガナ
お客様番号	毎回お送りしています封筒のお名前の右上に印字されております8ケタの番号をご記入下さい。
新お届け先	〒　　　　　　都道 　　　　　　　府県
新電話番号	（　　　　　）
変更日付	年　　月　　日より　　　　月号より
旧お届け先	〒

※ 年間購読を注文されております雑誌・書籍名に✓を付けて下さい。

- ☐ Monthly Book Orthopaedics （月刊誌）
- ☐ Monthly Book Derma. （月刊誌）
- ☐ 整形外科最小侵襲手術ジャーナル （季刊誌）
- ☐ Monthly Book Medical Rehabilitation （月刊誌）
- ☐ Monthly Book ENTONI （月刊誌）
- ☐ PEPARS （月刊誌）
- ☐ Monthly Book OCULISTA （月刊誌）

PEPARS

バックナンバー一覧

2017 年
No. 123 実践！よくわかる縫合の基本講座 【増大号】
　　　編集／菅又 章

2018 年
No. 135 ベーシック＆アドバンス皮弁テクニック 【増大号】
　　　編集／田中克己

2019 年
No. 147 美容医療の安全管理と
　　　トラブルシューティング 【増大号】
　　　編集／大慈弥裕之

2020 年
No. 157 褥瘡治療の update
　　　編集／石川昌一
No. 158 STEP by STEP の写真と図で理解する　手指の
　　　外傷治療
　　　編集／小野真平
No. 159 外科系医師必読！形成外科基本手技 30 【増大号】
　　　─外科系医師と専門医を目指す形成外科医師のために─
　　　編集／上田晃一
No. 160 眼瞼下垂手術─整容と機能の両面アプローチ─
　　　編集／清水雄介
No. 161 再建手術の合併症からのリカバリー
　　　編集／梅澤裕己
No. 162 重症下肢虚血治療のアップデート
　　　編集／辻 依子
No. 163 人工真皮・培養表皮 どう使う，どう生かす
　　　編集／森本尚樹
No. 164 むくみ診療の ONE TEAM─静脈？リンパ？肥満？─
　　　編集／三原 誠・原 尚子
No. 165 瘢痕拘縮はこう治療する！
　　　編集／小川 令
No. 166 形成外科で人工知能(AI)・
　　　バーチャルリアリティ(VR)を活用する！
　　　編集／大浦紀彦・秋元正宇
No. 167 NPWT(陰圧閉鎖療法)を再考する！
　　　編集／榊原俊介
No. 168 実は知らなかった！新たに学ぶ頭頸部
　　　再建周術期管理の 10 の盲点
　　　編集／矢野智之

2021 年
No. 169 苦手を克服する手外科
　　　編集／鳥谷部荘八
No. 170 ボツリヌストキシンはこう使う！
　　　─ボツリヌストキシン治療を中心としたコンビネーション
　　　治療のコツ─
　　　編集／古山登隆
No. 171 眼瞼の手術アトラス─手術の流れが見える─ 【増大号】
　　　編集／小室裕造
No. 172 神経再生医療の最先端
　　　編集／素輪善弘
No. 173 ケロイド・肥厚性瘢痕治療 update
　　　編集／清水史明
No. 174 足の再建外科 私のコツ
　　　編集／林 明照
No. 175 今，肝斑について考える
　　　編集／宮田成章
No. 176 美容外科の修正手術
　　　─修正手術を知り，初回手術に活かす─
　　　編集／原岡剛一

No. 177 当直医マニュアル　形成外科医が教える外傷対応
　　　編集／横田和典
No. 178 レベルアップした再建手術を行うためにマスター
　　　する遊離皮弁
　　　編集／鳥山和宏
No. 179 マイクロサージャリーの基礎をマスターする
　　　編集／多久嶋亮彦
No. 180 顔面骨骨折を知り尽くす
　　　編集／尾﨑 峰

2022 年
No. 181 まずはここから！四肢のしこり診療ガイド
　　　編集／土肥輝之
No. 182 遊離皮弁をきれいに仕上げる─私の工夫─
　　　編集／櫻庭 実
No. 183 乳房再建マニュアル 【増大号】
　　　─根治性，整容性，安全性に必要な治療戦略─
　　　編集／佐武利彦
No. 184 局所皮弁デザイン─達人の思慮の技─
　　　編集／楠本健司
No. 185 ＜美容外科道場シリーズ＞
　　　要望別にみる鼻の美容外科の手術戦略
　　　編集／中北信昭
No. 186 口唇口蓋裂治療
　　　─長期的経過を見据えた初回手術とプランニング─
　　　編集／彦坂 信
No. 187 皮膚科ラーニング！ STEP UP 形成外科診療
　　　編集／土佐眞美子・安齋眞一
No. 188 患者に寄り添うリンパ浮腫診療─診断と治療─
　　　編集／前川二郎
No. 189 ＜美容外科道場シリーズ＞
　　　埋没式重瞼術
　　　編集／百澤 明

各号定価 3,300 円(本体 3,000 円＋税)．ただし，増大号の
ため，No. 123, 135, 147, 159, 171, 183 は定価 5,720 円（本体
5,200 円＋税)．
在庫僅少品もございます．品切の場合はご容赦ください．
　　　　　　　　　　　　　　　　　　　　（2022 年 9 月現在）

掲載されていないバックナンバーにつきまし
ては，弊社ホームページ(www.zenniti.com)
をご覧下さい．

2023 年　年間購読　受付中！
年間購読料　44,220 円(消費税込)(送料弊社負担)
(通常号 10 冊＋増大号 1 冊＋臨時増大号 1 冊：合計 12 冊)

★おかげさまで 2023 年 8 月に 200 号を迎えます★
2023 年 8 月号は臨時増大号(定価 5,500 円)として
発行いたします！

click

全日本病院出版会　　　　　　　　　　　検 索

次号予告 ━━━━━━━━━━

こんなマニュアルが欲しかった！
形成外科基本マニュアル[2]

No.191（2022 年 11 月号）

編集／大阪医科薬科大学教授　　　上田　晃一

レーザー治療における
　術前・術中・術後マニュアル…青木　　律
高周波・超音波治療………………石川　浩一
ボツリヌストキシン………………古山　登隆ほか
眼瞼下垂手術………………………小室　裕造
局所皮弁デザインアトラス………花井　　潮
唇顎口蓋裂と顔面先天異常………永井　史緒ほか
顔面の皮膚悪性腫瘍に対する
　術前・術中・術後マニュアル…諏訪　健志ほか
血管腫・血管奇形…………………中岡　啓喜
マイクロサージャリーにおける
　術前・術中・術後管理…………関堂　　充
皮弁・穿通枝皮弁―遊離皮弁ポケット
　マニュアル―……………………前田　　拓
乳房再建……………………………佐武　利彦
リンパ管静脈吻合…………………塗　　隆志ほか

編集顧問：栗原邦弘　百東比古　光嶋　勲
編集主幹：上田晃一　大阪医科薬科大学教授
　　　　　大慈弥裕之　北里大学客員教授／
　　　　　　　　　　　NPO法人自由が丘アカデミー代表理事
　　　　　小川　令　日本医科大学教授

No.190　編集企画：
　　上田　晃一　大阪医科薬科大学教授

PEPARS　No.190

2022 年 10 月 15 日発行（毎月 1 回 15 日発行）
定価は表紙に表示してあります.
Printed in Japan

ⒸZEN・NIHONBYOIN・SHUPPANKAI, 2022

発行者　末定広光
発行所　株式会社　全日本病院出版会
〒113-0033 東京都文京区本郷 3 丁目 16 番 4 号
　　　　　電話（03）5689-5989　Fax（03）5689-8030
　　　　　郵便振替口座 00160-9-58753

印刷・製本　三報社印刷株式会社　　　電話（03）3637-0005
広告取扱店　㈱日本医学広告社　　　　電話（03）5226-2791